Untersuchungen über Urikolyse

Inaugural-Dissertation
zur Erlangung der Doktorwürde

genehmigt von der Philosophischen Fakultät der
Friedrich-Wilhelms-Universität zu Berlin

Von

HEINZ BORK
(BERLIN - STEGLITZ)

Tag der Promotion:

Tag der mündlichen Prüfung:

Springer-Verlag Berlin Heidelberg GmbH

Referenten: Professor Dr. Schlenk
Professor Dr. Bodenstein

ISBN 978-3-662-31300-8 ISBN 978-3-662-31505-7 (eBook)
DOI 10.1007/978-3-662-31505-7

Inhalt.

A. Vorkommen und Eigenschaften der Urikase.

I. Einleitung.

Die Untersuchung der fermentativen Spaltung der Harnsäure, der Urikolyse, bietet nach zwei Richtungen hin Aufgaben. So ist die Frage nicht entschieden, ob ein fermentativer Harnsäureabbau nur durch tierische, nicht auch durch menschliche Gewebe erzielbar ist. Des weiteren ist die Art bzw. der Weg, in der Harnsäure durch tierische Urikase abgebaut wird, nahezu unbekannt.

In der vorliegenden Untersuchungsreihe wird beiden Fragen nachgegangen. Es sei als wesentliches Ergebnis vorweggenommen, daß es nicht möglich war, in verschiedenartigen menschlichen Geweben bzw. in Kombinationen derselben urikolytisches Ferment nachzuweisen. Diese Befunde sprechen gegen eine Urikolyse im menschlichen Körper.

Die Urikolyse durch Urikase aus tierischen Geweben wurde studiert; ihre Bedingungen (Aktivierung, Hemmungen usw.) wurden dargestellt. Auch Beispiele für die vielleicht ähnliche Harnsäurespaltung durch Schwermetallionen werden gegeben.

Des weiteren wird gezeigt, daß es möglich ist, Urikase weitgehend zu reinigen. Mit gereinigten Präparaten wird Harnsäure quantitativ aufgespalten. Die ohne weitere chemische Eingriffe gewonnenen Spaltprodukte werden dargestellt und quantitativ bestimmt. Es gelingt, zu einer Darstellung der Endprodukte der fermentativen Harnsäureoxydation und zu einem Bilde des Oxydationsweges durch das Ferment zu gelangen.

II. Methodik.

1. *Gewinnung des Enzymmaterials.*

Als Fermentmaterial wurde Trockenpulver aus tierischen Organen angewandt. Es wurde für fast alle Versuche über Urikase Trockenpulver aus Schweineleber verwendet. Bei Verwendung anderer Organe war die Verarbeitung gleichartig. Es wurden stets vollkommen schlachtfrische Organe benutzt. Diese wurden gemäß der Methode von *Willstätter* und *Waldschmidt-Leitz* (1) zur Herstellung von Organtrockenpulvern verarbeitet. Außer dem Trockenpulver selbst wurden auch Extrakte als Fermentpräparat angewendet. Die Extrakte wurden durch Behandlung des Trockenpulvers mit physiologischer Kochsalzlösung hergestellt. Hierzu wurde Organpulver mit physiologischer Kochsalzlösung $^1/_2$ Stunde bei 37° digeriert und filtriert. Es wurden Extrakte entsprechend 300 bis 2000 mg Leberpulver pro 10 ccm Lösung verwendet. Die stark eiweißhaltigen Rohextrakte wurden stets nur frisch nach Bereitung gebraucht. Außer diesen beiden Fermentformen kamen auch gereinigte Fermentpräparate (Eluate I und II) zur Anwendung, worauf später eingegangen wird.

2. *Fermentansatz.*

Zur Spaltung wurde Harnsäure, gelöst als Lithiumurat, verwendet. Es wurden für die üblichen Ansätze 20 mg Harnsäure (entsprechend 20 ccm einer Harnsäurelösung von 1 g Harnsäure + 0,6 g Lithiumcarbonat zu 1000 ccm) angewendet. Die Harnsäurelösung wird mit n/10 NaOH bzw. n/10 HCl nahezu auf den für die Spaltung gewünschten p_H gebracht und die Azidität dann genau durch Zugabe von Boratpuffer 0,2 molar der gewünschten Azidität eingestellt. Für 20 mg Harnsäure werden 10 ccm Boratpuffer 0,2 molar verwendet.

Für eine Reihe von Versuchen ist es notwendig, im ungepufferten System zu arbeiten; da bei fehlender Pufferung die Ansätze durch Entwicklung von CO_2 bzw. eines sauer reagierenden Zwischenproduktes deutlich sauer werden, ist es zur Aufrechterhaltung gleicher Spaltazidität notwendig, die Ansätze fortlaufend durch Lauge abzustumpfen.

Als Ferment wird Trockenpulver bzw. Extrakt oder Eluat zum Ansatz gefügt. Zur Aufspaltung von 20 mg Harnsäure in 24 Stunden bei O_2-Durchströmung werden etwa 300 mg Schweinelebertrockenpulver bzw. 10 ccm eines Extraktes von 600 mg in 10 ccm benötigt. An Stelle der Extrakte können auch gereinigte Urikaselösungen angewendet werden. Nach Fermentzugabe wird der Ansatz auf ein bestimmtes Volumen (70 ccm) gebracht und mit einigen Tropfen Toluol versetzt. Als Ansatzgefäße eignen sich am besten Meßzylinder. Die Spaltung geht bei 37° im Thermostaten vor sich. Bei Anwendung von Trockenpulver oder Extrakt geht die Spaltung ohne Sauerstoffdurchströmung vor sich, doch wird sie durch dieselbe beschleunigt. Bei Anwendung gereinigter Präparate ist fast immer O_2-Durchströmung notwendig. Hierzu wird ein Meßzylinder mit doppelt durchbohrtem Stopfen mit langem Ein- und kurzem Ableitungsrohr versehen. Der Sauerstoff wird aus einer Bombe entnommen und vor Eintritt in das Reaktionsgefäß mit Natronlauge gewaschen. Die Durchströmungsgeschwindigkeit beträgt eine bis drei Blasen pro Sekunde.

Für die Abnahmen während der Fermentspaltung werden dem Ansatz in bestimmten Zeitabschnitten nach sorgfältiger Durchmischung aliquote Mengen (z. B. 7 ccm) entnommen. Die Nullabnahme erfolgt entweder sofort nach Bereitung des Ansatzes, oder sie kann, was wegen der eventuellen Fermentwirkung auf die Nullabnahme vorzuziehen ist, durch die entsprechende Harnsäuremenge aus der reinen Lithiumuratlösung ersetzt werden. Eine Harnsäurevermehrung durch das Leberpräparat selbst spielt praktisch keine Rolle.

Nach Beendigung der Spaltung werden die Ansätze mit Organtrockenpulver als Ferment von diesem abfiltriert. Wird Trockenpulver nicht benutzt, so fällt die Filtration fort. Ein aliquoter Teil des Filtrates wird nach *Folin* enteiweißt (z. B. 7,0 ccm Filtrat, 49 ccm H_2O, 7,0 ccm 10 %ig. Natriumwolframat, 7,0 ccm $^2/_3$ n H_2SO_4, Gesamtvolumen 70 ccm). Bei Anwendung der eiweißfreien Eluate fällt Enteiweißung fort.

Ein aliquoter Teil des enteiweißten Filtrates, z. B. 7,0 ccm (bzw. bei Anwendung von Eluaten ein entsprechender Teil des Ansatzes), wird auf 50 ccm verdünnt. Bei Anwendung des nicht enteiweißten Ansatzes selbst werden 7,0 ccm auf 500 ccm verdünnt. Die Verdünnung wird immer so gewählt, daß endgültig bei der Analyse in 5,0 ccm zu analysierender Lösung nicht mehr als 0,02 mg Harnsäure vorliegen. Diese 5,0 ccm werden entsprechend der Harnsäurebestimmungsmethode nach *Folin-Benedict* (2) analysiert. Als Vergleichslösung diente stets eine Harnsäurelösung von einem Gehalt von 0,02 mg Harnsäure in 5,0 ccm. In denjenigen Fällen, in denen die Versuchslösung zur Enteiweißung schwefelsauer gemacht wurde, wurde auch die Vergleichslösung mit der entsprechenden Menge H_2SO_4 versetzt. Zur Kolorimetrie diente ein Präzisions-*Duboscq*-Kolorimeter von *Schmidt & Haensch.*

Im folgenden werden für einige verschiedene Arbeitsformen Beispiele gegeben, auf die bei den entsprechenden Versuchen stets verwiesen wird.

3. *Beispiele.*

Beispiel 1.

Harnsäurespaltung mit Organtrockenpulver ohne O_2-Durchströmung. $p_H = 8,85$. 20 ccm Harnsäurelösung (enthaltend 20 mg Harnsäure, gelöst als Lithiumurat) + 1,0 ccm n/10 NaOH + 10,0 ccm 0,2 molar Boratpuffer ($p_H = 8,85$) + 300 mg Organtrockenpulver + Wasser zu 70 ccm. Filtration.

Entnahme: 7,0 ccm + 49 ccm H_2O + 7,0 ccm 10%ig. Natriumwolframat + 7,0 ccm $^2/_3$ n H_2SO_4. Filtration: 7,0 ccm Filtrat, aufgefüllt zu 50 ccm in Meßkölbchen. 5,0 ccm der Lösung werden zur Analyse entnommen und nach *Folin* kolorimetrisch gemessen.

Beispiel 2.

Harnsäurespaltung mit Organextrakt ohne O_2-Durchströmung. $p_H = 8,85$. 20 ccm Harnsäurelösung (enthaltend 20 mg Harnsäure gelöst als Lithiumurat) + 1,0 ccm n/10 NaOH + 10,0 ccm 0,2 molar Boratpuffer ($p_H = 8,85$) + 10,0 ccm Extrakt + Wasser zu 70 ccm.

Entnahme: 7,0 ccm enteiweißt und verarbeitet wie bei 1.

Beispiel 3.

Harnsäurespaltung mit Eluat unter O_2-Durchströmung. $p_H = 8,85$. 20 ccm Harnsäurelösung (enthaltend 20 mg Harnsäure) + 1,0 ccm n/10 NaOH + 10,0 ccm 0,2 molar Boratpuffer ($p_H = 8,85$) + 10,0 ccm Eluat, Wasser zu 70 ccm.

Entnahme: 3,5 ccm verdünnt auf 250 ccm. 5,0 ccm hiervon werden zur Analyse verwendet.

Beispiel 4.

Harnsäurespaltung mit Organtrockenpulver ohne O_2-Durchströmung bei $p_H = 10,03$. Genau wie Beispiel 1 mit der Änderung, daß statt 1,0 ccm n/10 NaOH 3,5 ccm n/10 NaOH verwendet werden.

Beispiel 5.

Harnsäurespaltung mit Organtrockenpulver im ungepufferten System. $p_H = 8,85$. 20 ccm Harnsäurelösung (enthaltend 20 mg Harnsäure gelöst als Lithiumurat) + 1,0 ccm NaOH + 300 mg Organtrockenpulver + Wasser zu 70 ccm.

Zusatz zum Ansatz nach 2 Stunden: 1,0 ccm n/10 NaOH
„ „ „ „ 4 „ 1,0 „ n/10 NaOH
„ „ „ „ 6 „ 1,5 „ n/10 NaOH
„ „ „ „ 24 „ 2,0 „ n/10 NaOH

Auffüllen mit Wasser zu 80 ccm, Filtration.

Entnahme: 8,0 ccm Filtrat + 56 ccm Wasser + 8,0 ccm 10 %ig. Natriumwolframat + 8,0 ccm $^2/_3$ n H_2SO_4. Filtration: 8,0 ccm Filtrat, aufgefüllt zu 50 ccm in Meßkölbchen. 5,0 ccm der Lösung werden zur Analyse entnommen und nach *Folin* kolorimetrisch gemessen.

Bei $p_H = 10{,}03$. Hinsichtlich Anwendung von 600 mg Leberpulver bzw. einer Spaltung bei $p_H = 10{,}03$ mit 300 oder 600 mg Leberpulver wird die zur p_H-Einhaltung gegebenen Natronlaugenmenge geändert. Verarbeitung sonst wie vorangehend.

4. *Versuche zur Methodik.*

a) Prüfung der Methodik bei Anwendung reiner Harnsäurelösung.

Die für alle folgenden Versuche angewandte *Folin*sche Bestimmungsmethode wurde hinsichtlich ihrer Genauigkeit wie folgt geprüft. Es wurde eine Serie von Harnsäurelösungen, absteigend von 0,02 mg um 20 %, angesetzt und gegen eine 100 %ige Harnsäurelösung nach *Folin* (2) bestimmt. Die theoretische Kurve und die tatsächlich gefundenen Punkte entsprechen sich fast genau. Der Fehler der Analyse braucht nicht 1 bis 2 % zu übersteigen. Bei Anwendung reinster Reagenzien ist der Blindwert der Methode praktisch Null. Wesentlich hierfür ist die Reinheit des Natriumcyanids. Wir empfehlen das Präparat von *Merck*. Anwendung eines Präzisionskolorimeters ist erforderlich. Anwendung von Grünfilter ratsam.

b) Prüfung der Methodik im Gesamtansatz bei variiertem p_H.

Zur Prüfung der Methode in ihrer Gesamtdurchführung wurden Ansätze von 10 bis 20 mg Harnsäure entsprechend Beispiel 1 bei $p_H = 7{,}25$, 9,08, 9,53 und 10,53 angestellt. Der Versuch zeigt, daß das Verhältnis der Harnsäuremengen gegeneinander bei den Endanalysen exakt bei allen untersuchten Aziditäten wiedergefunden wurde.

Des weiteren wurde untersucht, ob eine hohe Alkalität des Mediums allein ohne Ferment hydrolytisch Harnsäure abbaut [wie neuerdings von *Rosenthal* (3) behauptet].

Der Versuch zeigt, daß unter den von uns angewandten Bedingungen, d. h. auch im Sauerstoffstrom selbst bei einem p_H von 12,5, Harnsäure nicht angegriffen wird. Ebenso verhalten sich Ansätze mit abgekochtem Leberpulver oder Extrakten. Alle Umsätze sind daher allein auf Fermentwirkung zu beziehen.

III. Vorkommen der Urikase.

1. *Untersuchung tierischer Gewebe.*

Die Prüfung tierischer Gewebe hinsichtlich ihrer urikolytischen Wirksamkeit ist Gegenstand zahlreicher Untersuchungen gewesen. Es sei auf die Zusammenstellung bei *Oppenheimer* (11) hingewiesen. Danach kommt das Ferment bei allen Säugetieren, mit Ausnahme des Menschen und des Menschenaffen, vor; die Fähigkeit der Organe, Harnsäure abzubauen, ist bei derselben Tierart eine ungleiche und bei gleichen Organen verschiedener Tierarten ebenfalls unterschiedlich. In manchen Organen einzelner Tierarten soll das Ferment vollkommen fehlen.

Da von uns fast immer mit Urikase aus Schweineleber gearbeitet wurde, sind vergleichsweise auch andere Organe des Schweines hinsichtlich ihres Urikasegehaltes geprüft worden. Die Organe wurden stets schlachtfrisch bezogen und ebenso, wie unter Fermentgewinnung beschrieben, zu Trockenpulver verarbeitet.

Von Organen des Schweines werden Leber, Niere, Milz, Pankreas, Galle, sowie Insulin, das ja aus Schweinepankreas gewonnen wird, geprüft. Von Organen anderer Tierart wurden nur Leucocyten aus Pferdeblut herangezogen. Diese Leucocyten wurden nach der Methode von *Szilárd* (4) gewonnen.

Die Fermentansätze wurden derart angestellt, daß als Ferment Extrakte aus den Trockenpulvern entsprechend 300 mg Trockenpulver verwendet wurden. Von Insulin und Galle wurden je 10,0 ccm verwendet, von der Leucocytensuspension 5,0 ccm = 1,0 g Leucocyten. Ein Beispiel für die genannten Versuche gibt Protokoll 39. Die Spaltung erfolgte 24 Stunden bei 37° unter Durchleitung eines langsamen Sauerstoffstromes. Die Umsätze wurden an den beiden Optima der Aziditätsoptimumskurve, d. h. bei $p_H = 8,85$ und 10,03 gemessen. Es wurden stets Kontrollen mit abgekochtem Ferment angestellt.

Außer der Prüfung mit frischen Organen wurde auch eine Schweineleber auf ihren Fermentgehalt untersucht, die mehrere Tage an der Luft liegengelassen wurde. Es sollte in diesem Versuch die Empfindlichkeit der Urikase bei der Lagerung in Organen geprüft werden. Wäre es doch denkbar, daß die zahlreichen Untersuchungen mit menschlichen Organen infolge einer vielleicht hochgradigen Zerstörbarkeit des Ferments im Organ nach dem Tode zu negativen Ergebnissen geführt hätten.

Eine Zusammenstellung der verschiedenen Untersuchungen ergibt Tabelle I. Sie zeigt mit der Einschränkung, daß ein 100%iger, bzw. nahezu 100%iger Umsatz kein vergleichendes Maß mehr darstellt, doch ein ungefähres Bild der in den verschiedenen Organen vorhandenen Fermentmenge, da die Versuche unter völlig gleichen Bedingungen angestellt wurden.

Aus der Tabelle I geht hervor, daß, mit Ausnahme des Insulins, sämtliche untersuchten Schweineorgane eine starke Urikolyse bewirken. Auch Pferdeleucocyten waren urikolytisch wirksam. Insbesondere aber zeigt die Tabelle, daß ein dreitägiges Liegenlassen der Schweineleber an der Luft bei Zimmertemperatur nicht zu einer Zerstörung der Urikase führt.

Tabelle I.

Tierisches Organ	Harnsäureabbau in %	
	$p_H = 8{,}85$	$p_H = 10{,}03$
Schweineleber (frisch verarb.) . . .	100,0	100,0
Schweineleber (nicht frisch verarb.) .	87,5	89,4
Schweinemilz	80,0	83,0
Schweineniere	75,8	80,5
Schweinepankreas	81,5	85,3
Insulin	0,0	0,0
Schweinegalle	84,4	88,1
Pferde-Leucocyten	46,9	—

2. Untersuchung menschlicher Gewebe.

Menschliche Gewebe sind des öfteren auf ihre urikolytische Fähigkeit geprüft worden; hinsichtlich der Literatur sei auf die Übersicht in der Arbeit von *Folin*, *Berglund* und *Derick* (5) verwiesen. Obgleich die meisten Untersucher eine Urikolyse durch menschliche Gewebe ablehnen, ist diese Frage zur Zeit noch nicht endgültig entschieden.

Es werden daher im folgenden möglichst verschiedene menschliche Gewebstypen auf ihren Gehalt an Urikase geprüft. Des weiteren wird versucht, Kombinationen verschiedener Gewebsextrakte zu untersuchen, wie z. B. Niere und Blut, Leber und Milz, da die Versuche von *Folin* und Mitarbeitern (5) auch an das Vorhandensein eines Co-Ferments denken lassen. Die Organe wurden spätestens 5 bis 6 Stunden nach dem Tode entnommen. Es wurden nur pathologisch unveränderte Organe verwandt. Trockenpulverherstellung geschah gemäß II, 1.

Die Prüfung von menschlicher Leber, die bei Analogie mit tierischer am meisten Fermente enthalten müßte, zeigt, daß Urikase nicht nachweisbar ist.

Die (im Hinblick auf die Ähnlichkeit der Urikase mit Metallkatalyse) untersuchte kupferreiche Foetleber zeigte ebenfalls keine Urikase.

In ähnlicher Weise werden menschliche Niere, Milz, Pankreas sowie Galle untersucht. Alle diese Versuche ergeben, daß in diesen Organen kein Ferment vorhanden ist, welches auf Harnsäure einwirkt.

Einer Vermutung *Folins* (5) folgend, wurde menschliches Frischblut untersucht. 15,0 ccm Blut werden aus der Armvene entnommen, durch Schütteln defibriniert und mit 1,0 ccm Harnsäurelösung (enthaltend 1,0 mg Harnsäure gelöst als Lithiumurat) versetzt und 24 Stunden bei 37⁰ unter O_2-Durchströmung belassen. Von der Harnsäurebestimmung wird der vorher festgestellte Eigenharnsäurewert des Blutes in Abzug gebracht. Der Versuch zeigt, daß eine Urikolyse nicht stattgefunden hat.

Da Blut vielleicht in Kombination mit Geweben urikolytische Fähigkeit gewinnen konnte, wurden Kombinationen von Menschenleber + Menschenblut sowie Menschenleber + Menschenserum geprüft. Auch Menschenniere + Menschenblut wurde untersucht. Keiner der Versuche ergab irgendeine Urikolyse. Auch ein Gemenge von menschlicher Leber und menschlicher Milz, sowie ein Gemenge von menschlicher Leber und menschlicher Niere zeigte keinen Einfluß auf Harnsäure. Nunmehr wurden menschliche Leucocyten untersucht. Dieselben wurden nach *Szilárd* hergestellt. Auch mit Leucocyten ergab sich keine Urikolyse.

Weitere Versuche werden mit einem Pulver aus menschlichen Gelenkknorpeln angestellt. Dieselben werden im Vakuum getrocknet und im Mörser fein zerrieben. Das erzielte Ergebnis ist negativ. Ebenso negativ verläuft ein Spaltversuch mit menschlichem Muskelgewebe. Dasselbe wird mit Sand im Mörser fein zerrieben, mit physiologischer Kochsalzlösung gewaschen, mehrere Stunden extrahiert und darauf filtriert. Der so gewonnene Extrakt wird auf Harnsäure zum Einwirken gebracht.

Da es möglich war, daß Urikase in menschlichen Geweben vielleicht fester verankert ist als in tierischen, wurden sowohl saure wie alkalische Extrakte aus Menschenleber untersucht (Extrakte mit 1%iger prim.

Tabelle II.

Organ	Harnsäureabbau in %	
	$p_H = 8,85$	$p_H = 10,03$
Menschenleberpulver		
Menschenleber + Menschenserum		
Menschenleber + Menschenblut		
Menschenleber (Kind 22 Std. alt)		
Saurer Menschenleberextrakt		
Alkalischer Menschenleberextrakt		
Menschenblut		
Menschenniere		
Menschliche Niere + Menschenblut	0 %	
Menschliche Milz		
Menschliche Pankreas		
Menschliche Galle		
Menschliche Gelenkknorpel		
Menschliches Muskelgewebe		
Menschliche Leucocyten		
Menschliche Leber + Menschliche Niere		
Menschliche Leber + Menschliche Milz		

und sec. Natriumphosphatlösung). Auch diese Behandlung der Leber deckte keine Urikase auf.

Die Ergebnisse dieser Versuche zeigt zusammengestellt die Tabelle II.

Diese Befunde stützen die Anschauung, daß Urikase in menschlichen Geweben fehlt und der menschliche Organismus nicht imstande ist, Harnsäure weiter abzubauen.

IV. Versuche über Reaktionsbedingungen.

a) Einfluß des Sauerstoffs.

Von früheren Untersuchern (6) (7) war behauptet, daß die Urikolyse an Gegenwart von O_2 geknüpft ist. Es wird die Frage wie folgt geprüft:

Als Fermentlösung wird Schweineleberextrakt verwendet. Alle Lösungen und alle Wasserzusätze, die für die Ansätze verwendet werden, werden durch Kochen von Luft befreit. Es werden zwei Ansätze bei p_H 8,85 und 10,03 angesetzt und mit flüssigem Paraffin überschichtet. Spaltzeit 24 Stunden.

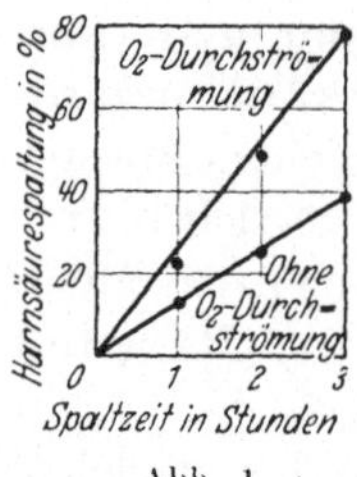

Abb. 1.

Wie der Versuch lehrt, tritt unter diesen Bedingungen überhaupt keine Oxydation der Harnsäure ein. Demgegenüber zeigt Versuch 24 die Aktivierungsgröße durch Sauerstoffdurchströmung. Es werden zwei Ansätze bei p_H 8,85 vergleichend mit und ohne O_2-Durchströmung behandelt. Der Versuch lehrt, daß bei Sauerstoffdurchströmung eine Zunahme der Spaltgeschwindigkeit von etwa 100% erfolgt, siehe Abb. 1

b) p_H-Optimumskurve.

Felix, *Scheel* und *Schuler* (7) haben zwei Optima der Urikolyse festgestellt (p_H 8,85 und 10,0). Es soll beim ersten Optimum vorzüglich eine Oxydation, beim zweiten hauptsächlich eine Decarboxylierung vor sich gehen, wobei jedoch eine absolute Trennung beider Vorgänge nicht möglich ist. Des weiteren zeigten sie, daß bei bestimmter Versuchsanordnung 1 Mol Harnsäure 1 Mol O_2 aufnimmt und 1 Mol CO_2 abgibt.

Diesem Befund steht die Angabe von *Kishun Ro* (8) gegenüber, daß nur ein einziges Wirkungsoptimum bei $p_H = 9{,}3$ besteht. Der Verlauf der Aziditäts-Optimumskurve wird daher von uns geprüft.

Versuch 8 gibt eine Prüfung der Aziditäts-Optimumskurve bei Anwendung von Leberpulver und von Leberextrakt. Die Versuche werden wiedergegeben durch Abb. 2.

Beide Versuche zeigen, daß bei neutraler Reaktion die Harnsäurespaltung gering ist, mit steigendem p_H langsam ansteigt, um ein erstes Maximum bei p_H etwa 8,85 zu erreichen. Hierauf sinkt die Spaltung, um bei weitersteigender Alkalität ein zweites Wirkungsoptimum bei etwa p_H 10,0 aufzuweisen. Noch weiter nach der alkalischen Seite sinkt die Urikasewirkung jäh. Die Versuche ergeben also eine Bestätigung der Befunde von *Felix*, *Scheel* und *Schuler* (7).

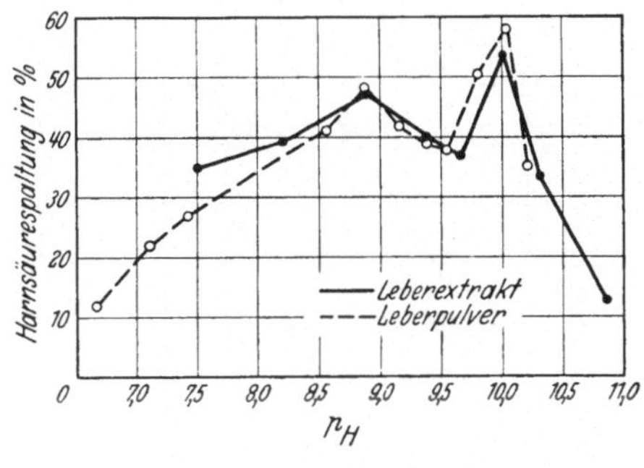

Abb. 2.

Das erste Optimum könnte nun allein durch fermentativen Eingriff bedingt sein und das zweite Optimum auf einer sekundären Reaktion des bei p_H 8,85 enthaltenen Spaltproduktes bei der hohen OH-Ionenkonzentration beruhen. Es wurde daher eine Spaltung mit Schweinelebertrockenpulver bei p_H 8,85 über 4 Stunden im Sauerstoffstrom ausgeführt. Hierauf wurde vom Leberpulver abfiltriert, zur Zerstörung des Ferments gekocht, verdampftes Wasser ergänzt, eine Probe enteiweißt und auf Harnsäure analysiert. Der restliche Ansatz wurde auf p_H 10,03 gebracht und weiter 20 Stunden bei 37° unter O_2-Durchströmung belassen.

Die Spaltung nach 4 Stunden bei p_H 8,85 von etwa 64% ging bei p_H 10,03 nicht weiter. Hiermit ist bewiesen, daß die Harnsäurespaltung beim zweiten Wirkungsoptimum ebenfalls fermentativ ist. Auch hier bestätigen wir die Angaben von *Felix*, *Scheel* und *Schuler* (7).

c) *Umsatz und Fermentmenge.*

Zur Prüfung der Beziehungen von Umsatz und Fermentmenge bei den beiden Wirkungsoptima wurden sowohl bei p_H 8,85 als auch bei p_H 10,03 je drei Spaltansätze angestellt, deren Fermentmenge sich wie 1 : 2 : 3 verhielten. Die Versuche wurden mit Leberextrakt über 6 Stunden unter Sauerstoffdurchströmung angestellt. Abb. 3 zeigt den Versuch des Protokolls 164.

Es ergibt sich, daß die Umsätze nicht im Verhältnis der Fermentmengen steigen, sondern hinter ihnen zurückbleiben. Setzt man die Fermentmengen F in Beziehung zu den Umsätzen x

entsprechend der *Schütz*schen Regel $p = \frac{x}{\sqrt{F}}$, so findet man eine recht annehmbare Übereinstimmung. Benutzt man die Abb. 3 zur Analyse

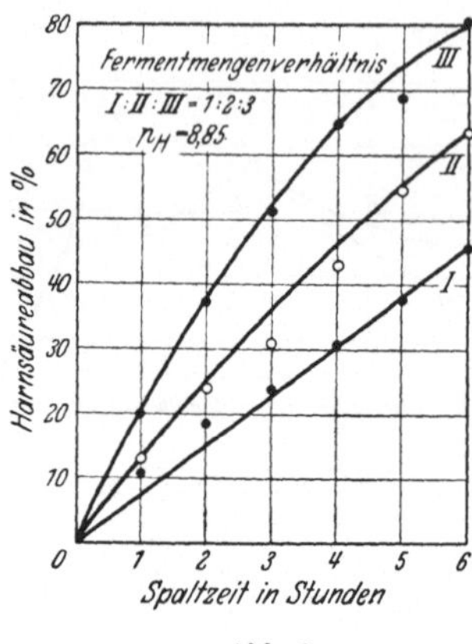

Abb. 3.

der Reaktionsform, so sieht man, daß die Urikolyse formal in recht guter Übereinstimmung mit dem Verlauf einer monomolekularen Reaktion erfolgt.

d) Harnsäurefermentverbindung.

Die Frage der Substrat-Fermentbindung ist am Beispiel der Harnsäure besonders gut studierbar. Harnsäure ist eines der wenigen Substrate, das durch einfachen chemischen Eingriff (Ansäuerung) ausfällbar ist und bei der Fällung das Ferment bindet. Es wurde beobachtet, daß die Ausfällung der Harnsäure völlig kristallin erfolgt.

Als Versuch werden zwei Ansätze zur Harnsäurespaltung bei $p_H = 8{,}85$ und 10,03 angesetzt. Als Ferment wird eine gereinigte Urikaselösung (siehe Abschnitt B), Eluat II, verwendet. Die Ansätze werden unmittelbar nach ihrer Herstellung mit ein paar Tropfen HCl angesäuert. Die abzentrifugierten Niederschläge werden mit je 2,0 ccm 0,1 n NaOH gelöst, mit 0,1 n HCl bzw. NaOH wieder auf p_H 8,85 und 10,03 gebracht und mit den betreffenden Boratpuffern versetzt. Die auf ein bestimmtes Volumen aufgefüllten Ansätze werden bei 37° 24 Stunden gehalten. Sie zeigen einen starken Harnsäureabbau (41,2 und 75%).

Wie im Abschnitt B im einzelnen gezeigt, wird das Ferment in gereinigten Fermentlösungen durch Ansäuern nicht niedergeschlagen. Daher ergibt sich aus obigem Versuch, daß das urikolytische Ferment durch Ansäuern zusammen mit der Harnsäure zur Ausfällung gebracht wurde. Es bildet sich also eine Harnsäure-Urikaseverbindung, die präparativ dargestellt werden kann.

V. Hemmung der Urikolyse.

a) Einwirken von Schwefelwasserstoff und Natriumcyanid.

Es werden Versuche über die Einwirkung von Schwefelwasserstoff und Natriumcyanid auf die Urikolyse gegeben. Die Versuchsanordnung war die folgende: Es wurden Versuche sowohl bei p_H 8,85 wie auch bei p_H 10,03 angesetzt. Vor Fermentzugabe wurde ein Teil des Leberextraktes mit Schwefelwasserstoff gesättigt (etwa 10 Minuten lang). Der leicht dunkel gefärbte Leberextrakt wurde geteilt und die eine Hälfte scharf zentrifugiert (5 Minuten). Es lassen sich Spuren Niederschlag abzentrifugieren. Nunmehr wurden die Ansätze mit dem unbehandelten Leberextrakt, mit dem mit H_2S behandelten, nicht zentrifugierten und mit dem mit H_2S behandelten zentrifugierten angesetzt. Wie der Versuch 29 lehrt, erfolgt allein durch die Behandlung mit Schwefelwasserstoff eine starke Hemmung (etwa 50%), und zwar bei beiden Optima. Zentrifugiert man aber die mit H_2S behandelten Extrakte und benutzt die Restlösung, so findet überhaupt keine Spaltung mehr statt.

Benutzt man als Fermentlösung gereinigte Präparate (Eluat II), so ergibt sich analoges Verhalten wie beschrieben.

Weitere Versuche verwenden statt H_2S Natriumcyanid, und zwar werden sowohl bei p_H 8,85 wie bei p_H 10,03 Spaltungen angesetzt. Es werden 10 ccm Leberextrakt, sowie 10 ccm Eluat II mit je 100 mg Natriumcyanid versetzt. Bei Zusatz des Natriumcyanids unterbleibt stets jedwede Urikolyse.

Diese Versuche legen es nahe, die Urikolyse als eine Katalyse durch Schwermetallverbindungen aufzufassen, da nach Fällung des Metalles durch H_2S und Zentrifugierung bzw. nach Natriumcyanidzusatz jedwede Harnsäurespaltung unterbleibt.

b) Einfluß der Spaltprodukte auf die Urikolyse.

Im folgenden wird der Einfluß der Spaltprodukte auf die Urikolyse geprüft. Zunächst wird die Einwirkung von Allantoin geprüft, da nach den bisherigen Vorstellungen Harnsäure quantitativ in Allantoin übergeht. Es werden daher dem Spaltansatz äquimolekulare Allantoinmengen von vornherein zugesetzt; die Spaltung wird gegen solche ohne Allantoin bei p_H 8,85 und 10,03 verglichen. Der Versuch zeigt, daß Allantoin keine Hemmung bewirkt. Dieser Versuch bestätigt die Angabe von *Grynberg* (9), daß sogar gesättigte Allantoinmengen nicht hemmen.

In einem weiteren Versuch wird die Einwirkung einer Mischung von Allantoin, Harnstoff und Oxalsäure in Mengen, wie sie bei der später beschriebenen quantitativen Aufarbeitung erhalten wurden, auf den urikolytischen Abbau der Harnsäure untersucht. Die Versuche werden bei p_H 8,85 angestellt.

Versuch 168 zeigt, daß auch ein Zusatz von Allantoin, Harnstoff und Oxalsäure in den Mengen, wie sie bei quantitativer Aufarbeitung erhalten werden, in keiner Weise auf den Harnsäureabbau einwirken. Da es sich aber bei diesen Spaltprodukten um Endprodukte handelt und eventuelle Zwischenkörper nicht mehr berücksichtigt werden, wird im Versuch 173 als Hemmungskörper ein gerade aufgespaltener Harnsäureansatz selbst benutzt. Hierzu werden je zwei Ansätze mit der doppelten Harnsäuremenge wie üblich (40 mg) bei $p_H = 8,85$ und 10,03 gerade völlig aufgespalten; das Ferment wird durch Kochen unwirksam gemacht, verdampftes Wasser ergänzt und je eine Hälfte der Ansätze mit den Abbauprodukten einem neuen Normalansatz (20 mg) zugesetzt. Die Spaltung dieser spaltprodukthaltigen Ansätze wird mit normalen Ansätzen verglichen, doch ist vorgesehen, daß der Salzgehalt der verglichenen Systeme (Pufferkonzentration) gleich ist.

In Vorversuchen war zunächst festgestellt worden, daß die Spaltprodukte selbst keinen Einfluß auf die Harnsäurebestimmung ausüben. Wie Versuch 173 zeigt, üben auch in dieser Versuchsanordnung die Spaltprodukte keine Hemmung auf die Urikolyse aus.

VI. Urikolyse durch Metallverbindungen.

Da die Versuche über Fermenthemmung mit H_2S und HCN auf die Möglichkeit einer Metallverbindungs-katalyse hinwiesen, wurde der an sich bekannten Beobachtung (10) nachgegangen, Harnsäure durch Schwermetallionen zu spalten. Es wurden Versuche mit Kupfersulfat, wie auch mit Ferrocyankalium und Ferrosulfat angestellt. Es gelingt, mit allen drei Präparaten eine teilweise Aufspaltung der Harnsäure zu erzielen.

Versuch 140 zeigt Versuche mit Harnsäureansätzen bei $p_H = 8,85$ und 10,03 unter Anwendung von 10,0 ccm 1%ig. Kupfersulfatlösung als Fermentlösung. Es bildet sich bei Anwesenheit so hoher Kupfermengen (100 mg) ein Niederschlag von Kupferhydroxyd in den Ansätzen. Derselbe adsorbiert aber nicht Harnsäure (wodurch eine Spaltung vorgetäuscht werden könnte), was durch Kontrollen unmittelbar nach Zugabe der Kupferlösung geprüft wurde. Bei 24 Stunden im Sauerstoffstrom zeigte sich eine Harnsäurespaltung bis zu 80%.

Weitere Versuche (144) zeigten nun, daß die Kupferkatalyse sich von der Fermentkatalyse dadurch unterscheidet, daß sie durch Sauerstoffdurchleitung nicht aktiviert wird. Der Versuch zeigt gleichzeitig, daß es bei Anwendung geringer Kupfermengen (20 mg Kupfersulfat) gelingt, eine allmähliche Aufspaltung der Harnsäure über einen meßbaren Zeitraum, also eine Kinetik der Kupferkatalyse, zu geben. Der Versuch 144 wird wiedergegeben durch Abb. 4 und zeigt eine Harnsäurespaltung durch Kupfer über 60 Minuten mit einem Gesamtumsatz von 50% Harnsäure.

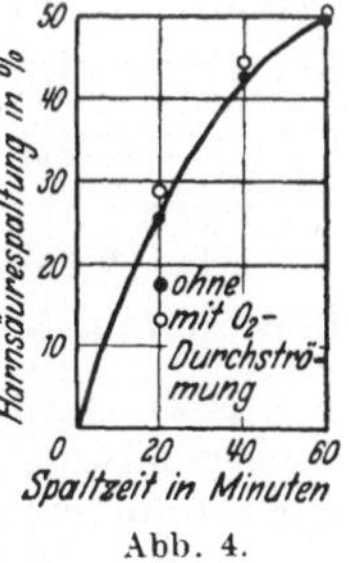

Abb. 4.

Daß es sich hierbei um eine echte Oxydation handelt (und nicht etwa um eine Bildung einer Cu-Harnsäureverbindung, die eventuell nicht mehr reduzierbar ist) geht daraus hervor, daß sich auch bei der Kupferkatalyse der Harnsäure CO_2 bildet.

Auch bei Versuchen mit Ferrosulfat und Ferrocyankalium, je 10,0 ccm 1%ige Lösungen, werden Harnsäurespaltungen erhalten. (Nach 24 Std. bei p_H 8,85 und 10,03 etwa 29%). Die in den Ansätzen entstehenden geringen Niederschläge wirken nicht adsorptiv auf Harnsäure.

B. Herstellung und Untersuchung gereinigter Urikaselösungen.

I. Allgemeines über Urikasereinigung.

Die vorliegende Arbeit befaßt sich mit der Aufgabe, urikolytisches Ferment aus tierischen Geweben in gereinigter Form darzustellen. Die Aufgabe ergibt sich aus zwei Gründen. Es ist für die Beschreibung des Ferments und seiner Eigenschaften insbesondere für die vielleicht mögliche Auffassung der Urikolyse als einer Metallverbindungskatalyse notwendig, die Eigenschaften des Ferments bei fortschreitender Reinigung zu verfolgen. Des weiteren wurde das Ziel verfolgt, für die Gewinnung reiner Spaltprodukte ein weitgehend gereinigtes Fermentpräparat zu benutzen. Bisher war die Gewinnung fermentativer Spaltprodukte der Harnsäure dadurch gestört worden, daß mit dem Ferment Fremdsubstanzen, insbesondere Eiweißstoffe, den Spaltprodukten der Harnsäure beigemischt wurden. Hierdurch war wieder eine sekundäre chemische Behandlung der Spaltprodukte zur Entfernung der Begleitstoffe notwendig. Es schien notwendig, jedweden chemischen Eingriff gegenüber den Spaltprodukten zu vermeiden, da nicht vorauszusehen war, inwieweit dieselben durch irgendeine Behandlung eine Änderung erfahren könnten.

Somit war notwendig, ein Fermentpräparat zu gewinnen, dessen Eigentrockenrückstand gegenüber der Menge der Spaltprodukte verschwindend klein und praktisch zu vernachlässigen war.

Trotz fortschreitender Reinigung mußte aber die Wirksamkeit des Ferments soweit erhalten werden, daß eine 100%ige Aufspaltung einer gegebenen Harnsäuremenge (z. B. 1 g) durch sie gewährleistet war. Denn die Entfernung ungespaltener Harnsäure (z. B. durch Ansäuern) aus dem Spaltansatz sollte aus dem gleichen Grunde vermieden werden, wie die Entfernung der begleitenden Fermentsubstanzen selbst.

II. Adsorption der Urikase.

Als Ausgangsmaterial für die Gewinnung gereinigter Urikase dienten uns Extrakte aus Schweineleber.

Es wurden Extrakte aus Schweinelebertrockenpulver mit physiologischer Kochsalzlösung hergestellt (im Verhältnis 10 ccm Extrakt = 1 bis 2 g Trockenpulver). Es wurden auch Versuche mit glycerinigen Extrakten angestellt, doch zeigten diese keinen Vorteil gegenüber wässerigen. Derartige Extrakte wirken auch ohne O_2-Durchströmung sehr stark urikolytisch, doch sind sie dunkel gefärbt und enthalten so viel Eiweiß, daß ihre Verwendung für präparative Spaltproduktgewinnung nicht in Frage kommt.

Zunächst wurde an den genannten Extrakten die Adsorbierbarkeit der Urikase an verschiedene Adsorptionsmittel geprüft. Als Adsorptionsmittel wurden Kaolin, Kieselgur, Aluminiumhydroxyd und Tierkohle verwendet.

Die Versuche wurden wie folgt angestellt:

Je 20 ccm Leberextrakt werden mit 0,1 ccm Eisessig auf $p_H = 4,0$ gebracht. Hierzu gibt man 1,0 g Edelkaolin bzw. 1,0 g Kieselgur oder 20 ccm einer Aluminiumhydroxydsuspension [C γ nach *Willstätter* und *Kraut* (12)], die in 20 ccm 1,0 g Aluminiumhydroxyd enthält. Nach 20 Minuten werden die Mischungen zentrifugiert. Die Restlösungen werden in der gleichen Weise noch einmal mit der gleichen Menge der Adsorbentien behandelt und in den gleichen Gläsern abzentrifugiert. Die vereinigten Adsorbate werden mit etwas Leitfähigkeitswasser gewaschen, um die letzten Spuren des Leberextraktes zu entfernen.

Zunächst werden die Restlösungen der Adsorbate auf ihre Wirksamkeit gegenüber Harnsäure bei $p_H = 8,85$ und 10,03 geprüft. Die Methodik entspricht der in Abschnitt A gegebenen.

Die Zusammenstellung der Ergebnisse gibt die folgende Tabelle III.

Tabelle III.

Adsorbens	Harnsäureabbau in % durch Restlösung	
	$p_H = 8,85$	$p_H = 10,03$
Kaolin	0,0	0,0
Aluminiumhydroxyd .	0,0	0,0
Kieselgur	54,0	63,0
Tierkohle	23,4	35,5

Kaolin und Aluminiumhydroxyd adsorbieren unter den gegebenen Bedingungen die Urikase vollständig. Die Restlösung aus den Adsorbaten ist ohne jede Wirkung. Kieselgur und Tierkohle adsorbieren nur unvollkommen, und zwar Kieselgur noch schwächer als Tierkohle.

Nunmehr wurden die Adsorbate selbst direkt auf ihre urikolytische Fähigkeit geprüft, und zwar nur die Adsorbate von Kaolin und Aluminiumhydroxyd. Es ergab sich scheinbar eine Spaltung, doch zeigten Kontrollversuche, daß die Adsorptionsmittel allein eine Verminderung der zu messenden Harnsäuremenge bewirken. Es ist also nicht möglich, die Adsorbate direkt zu prüfen, sondern es muß zur Gewinnung von Eluaten übergegangen werden.

III. Elution der Urikase.

Es folgen nunmehr die Untersuchungen über die Eluierbarkeit der Urikase aus Adsorbaten. Es werden als Adsorbentien Kaolin und Aluminiumhydroxyd angewendet. Die folgenden Versuche betreffen Elution aus Kaolinadsorbaten. Zunächst wurde untersucht:

Elution von Kaolinadsorbaten aus wässerigen Extrakten.

Zuerst wurde der zu verwendende Leberextrakt auf seine urikolytische Fähigkeit geprüft. Seine Wirksamkeit ergibt sich gemäß

Tabelle IV.

Fermentform	Spaltzeit Std.	Harnsäureabbau in % $p_H = 8{,}85$	Harnsäureabbau in % $p_H = 10{,}03$
Lebertrockenpulver (600 mg) .	48	60,8	71,5
Leberextrakt (10 ccm = 1 g Trockenpulver)	48	52,5	59,2

Aus diesen Extrakten wurden Adsorbate an Kaolin wie oben angegeben hergestellt. Es wird die Eluierbarkeit des Ferments mit Säuren, Basen und Salzlösungen geprüft.

Die gewaschenen Adsorbate werden einige Minuten mit dem Elutionsmittel behandelt und hierauf scharf zentrifugiert. Der Vorgang wird mit weiteren 20,0 ccm Elutionsmittel noch einmal wiederholt. Mit den vereinigten Eluaten (Eluat I) werden Spaltversuche angesetzt. Die Spaltzeit betrug infolge der verhältnismäßig schwachen Wirkung der Eluate 48 Stunden. Ein Versuchsbeispiel gibt Versuch 70.

Die Ergebnisse der verschiedenen und mannigfachen Versuche ergeben sich aus der Zusammenstellung in Tabelle V.

Tabelle V.

Reinigungsversuche von wässerigem Leberextrakt.

Extrakte, hergestellt aus Schweinelebertrockenpulver mittels physiologischer Kochsalzlösung. 10,0 ccm Leberextrakt entsprechen 0,6 g Trockenpulver.

Adsorbens	Eluens	Spaltzeit Std.	Harnsäureabbau in %	
			$p_H = 8,85$	$p_H = 10,03$
Kaolin	n/10 HCl	48	33,3	37,5
"	n/10 Essigsäure	48	7,0	24,1
"	n/100 Essigsäure	48	18,4	26,0
"	n/10 NaOH	48	25,9	28,5
"	n/100 NaOH	48	16,7	23,1
"	n/100 NH_3	48	14,9	28,6
"	n/100 NH_3	48	13,1	26,0
"	1%ig. NaH_2PO_4*	48	13,1	28,6
"	0,1%ig. NaH_2PO_4*	48	0,0	23,0
"	1%ig. Na_2HPO_4*	48	20,0	26,0
"	0,1%ig. Na_2HPO_4*	48	0,0	23,0

* Ein Kontrollversuch zeigt, daß primäres und sekundäres Natriumphosphat in 1- bzw. 0,1%iger Lösung die Harnsäureanalyse nicht stört.

Es eluieren außer den 0,1%igen Salzlösungen (bei $p_H = 8,85$) alle angewendeten Elutionsmittel in ungefähr gleicher Größenordnung. (Ob vielleicht durch Anwendung der Salzlösungen eine Zerlegung des Ferments in einen bei $p_H = 8,85$ und bei p_H 10,03 spaltenden Teil erreicht werden kann, muß weiteren Arbeiten vorbehalten bleiben.)

Die Elution von Aluminiumhydroxyd-Adsorbaten aus wässerigen Extrakten, sowie die Elution von Kaolinadsorbaten aus glycerinigen Extrakten zeigen keine wesentlichen Unterschiede. Die Menge eluierten Ferments entspricht der gleichen Größenordnung.

IV. Fortschreitende Reinigung der Urikase.

Wie aus dem vorangehenden Abschnitt ersichtlich, gelingt es, die Urikase zu adsorbieren und zu eluieren. Jedoch sind die gewonnenen ersten Eluate noch leicht gefärbt und für den unter I. dargestellten Zweck keineswegs rein genug.

Bei allen weiteren Versuchen zur weitergehenden Reinigung wurde mit O_2-Durchleitung gearbeitet.

Als Ausgangsextrakt mußte demgemäß ein Leberextrakt verwendet werden, der selbst mit Sicherheit eine 100%ige Harnsäureaufspaltung liefert. Ein Extrakt von 10,0 ccm physiologischer Kochsalzlösung auf 0,5 g Schweinelebertrockenpulver entspricht bei O_2-Durchleitung dieser Anforderung. Um aber mit einem großen Fermentüberschuß zu arbeiten, wurde die vierfache Konzentration, d. h. ein Extrakt aus 10,0 ccm = 2,0 g Trockenpulver, gemacht. Als Adsorbens diente für alle weiteren Versuche Edelkaolin, das nach der Vorschrift von *Willstätter* und *Schneider* (13) mehrere Tage lang durch Kochen mit konz. HCl gereinigt wurde. Als Eluens diente für alle weiteren Versuche n/100 Ammoniak. Von allen Elutionsmitteln wurde Ammoniak deshalb gewählt, weil es gegenüber allen anderen untersuchten Elutionsmitteln nicht schlechter wirkt, dagegen ihnen gegenüber folgende Vorteile aufweist: es ist bei den Spaltungsaziditäten von p_H 8,85 und 10,03 bei Anwendung von ammoniakalischen Eluaten nicht nötig, dieselben zu neutralisieren, wie man es eventuell bei den stark sauren oder basischen Elutionsmitteln vornehmen müßte. Des weiteren läßt sich bei der Prüfung der Eluate auf ihren Reinheitsgrad Ammoniak ohne Rückstand entfernen.

Zunächst wurde nun versucht, durch Variation der Elutionsform die urikolytische Wirksamkeit des ersten Eluates zu steigern. Es wurde statt einmaliger Elution mit einem bestimmten Volumen Elutionsmittel die mehrfache Elution mit entsprechend kleineren Volumina des Elutionsmittels geprüft.

20,0 ccm Leberextrakt werden bei $p_H = 4,0$ zweimal mit je 2,0 g Edelkaolin behandelt und zentrifugiert. Die Elution erfolgte einmal mit 25,0 ccm n/100 Ammoniak vergleichend gegenüber Elution mit zweimal je 12, viermal je 6, fünfmal je 5 und sechsmal je 4 ccm n/100 Ammoniak. Die Ergebnisse gibt Tabelle VI.

Tabelle VI.

Adsorbens	Eluens	Spaltzeit Std.	Harnsäureabbau in % $p_H = 8,85$	Harnsäureabbau in % $p_H = 10,03$
Kaolin	n/100 NH_3 1 ×	24	57,5	60,4
„	n/100 NH_3 2 ×	24	63,7	66,2
„	n/100 NH_3 4 ×	24	66,2	69,3
„	n/100 NH_3 5 ×	24	70,5	73,4
„	n/100 NH_3 6 ×	24	79,6	82,9

Es zeigt sich sowohl bei den Spaltungen bei $p_H = 8,85$, wie bei $p_H = 10,03$, daß mehrmaliges Eluieren mit einer geringeren Menge Eluens ein höher wirksames Eluat liefert als weniger häufiges Eluieren mit einem entsprechend größeren Volumen Eluens.

Da das Eluat I noch beträchtliche Mengen Eiweiß enthielt und Färbung aufwies, wurde versucht, ein zweites weiter gereinigtes Eluat zu gewinnen.

Es wird aus dem Eluat I durch nochmalige Adsorption an Kaolin und Elution mit n/100 Ammoniak ein Eluat II hergestellt. Hierbei wurden die vorangehend beschriebenen Erfahrungen über die Elutionsform zur Steigerung der urikolytischen Wirksamkeit verwertet. Das bei $p_H = 4,0$ aus Leberextrakt an Kaolin erhaltene Adsorbat wird nach dem Waschen mit Leitfähigkeitswasser sechsmal mit n/100 Ammoniak eluiert. Dieses Eluat I wird wiederum bei $p_H = 4,0$ zweimal an Kaolin adsorbiert und das gewonnene Adsorbat II wiederum nach Waschen mit Leitfähigkeitswasser sechsmal mit n/100 Ammoniak eluiert.

Das so erhaltene Eluat II ist wasserklar, zeigt aber weder bei $p_H = 8,85$ noch bei $p_H = 10,03$ irgendwelche urikolytische Wirksamkeit.

Wir vermuteten die starke Minderung der Fermentwirkungen bei fortschreitender Elution in dem Waschen der Adsorbate mit Leitfähigkeitswasser. Denn da die Adsorption vollkommen und die Elutionswirkung bekannt war, konnte bei den stark wirksamen Ausgangsextrakten der Verlust sonst nicht erklärt werden.

Versuch 109 zeigt die Gewinnung eines Eluats II, bei dem nur das Adsorbat I, dagegen nicht mehr das Adsorbat II mit Leitfähigkeitswasser gewaschen wurde. Die Fermentwirkung im Eluat II konnte noch dadurch weiter gesteigert werden, daß auch das Waschen des Adsorbats I mit Leitfähigkeitswasser unterlassen wurde. Die Zusammenstellung der Ergebnisse gibt folgendes Bild.

Tabelle VII.

Adsorbat I	Adsorbat II	Spaltzeit Std.	Harnsäureabbau in % $p_H = 8{,}85$	Harnsäureabbau in % $p_H = 10{,}03$
gewaschen	gewaschen	24	0,0	0,0
nicht gewaschen	gewaschen	24	25,9	48,7
nicht gewaschen	nicht gewaschen	24	56,6	75,6

Trotz Unterlassung der Waschung der Adsorbate waren die zweiten Eluate wasserklar.

Der angeführte Versuch ergab bei einer 24stündigen Spaltzeit schon eine Spaltung von 56,6 bzw. 75,6 % Harnsäure. Es wurde nun versucht, die Spaltzeit zu verlängern. Da auch die Verlängerung der Spaltzeit auf 48 Stunden allein nicht zu einer vollständigen Harnsäureaufspaltung führte, wurde eine Zerstörung des Ferments während der langen Spaltzeiten vermutet. Aus diesem Grunde wurde dem Spaltansatz nach 48 Stunden noch einmal die gleiche Menge Eluat II wie beim Beginn der Spaltung zugefügt und der Ansatz weitere 24 Stunden spalten gelassen. Wird die gesamte Spaltung von 72 Stunden bei Sauerstoffdurchströmung ausgeführt, so gelingt es, wie Versuch 122 zeigt, die Harnsäure mittels des zweiten Eluats quantitativ aufzuspalten. Kontrollen mit abgekochten Fermentlösungen unter gleichen Versuchsbedingungen zeigten, daß ohne Ferment Harnsäure nicht angegriffen wird.

Somit ist mit dem Beispiel des Versuchs 122 eine Methodik entwickelt, die es ermöglicht, Harnsäure mit weitgehend gereinigten wasserklaren zweiten Eluaten quantitativ aufzuspalten[1].

V. Eigenschaften der gereinigten Urikaselösungen.

Im folgenden werden einige Eigenschaften der weitestgehend gereinigten Urikaselösungen, d. h. der zweiten Eluate, beschrieben.

Das zweite Eluat stellt eine wasserklare Flüssigkeit dar. Eiweißreaktion mit Sulfosalicylsäure ist nur hauchförmig vorhanden. Der

[1] Die Frage ob es möglich ist, mittels Einführung gereinigten Fermentes Harnsäure im lebenden menschlichen Organismus abzubauen, wird zur Zeit bearbeitet.

Trockenrückstand entspricht gemäß Versuch 137 1,8 mg organische Substanz. *Molisch*sche Reaktion auf Kohlenhydrate ist negativ.

Die Haltbarkeit derartiger gereinigter wasserklarer Fermentlösungen wird bei variierter H-Ionenkonzentration geprüft.

Ein abgemessenes Volumen eines Eluats II wird in sechs gleiche Anteile geteilt und bei variiertem p_H zwischen 1,0—10,0 (durch Zugabe von n HCl) bei Zimmertemperatur 15 Stunden stehengelassen. Die Lösungen werden sodann bei $p_H = 8{,}85$ auf ihre urikolytische Fähigkeit geprüft.

Tabelle VIII.

Eluat II 15 Stunden aufbewahrt bei p_H etwa	Spaltzeit Std.	Harnsäureabbau in % $p_H = 8{,}85$
1,0	24	73,1
2,0	24	64,9
4,0	24	62,5
6,0	24	61,6
8,0	24	57,5
10,0	24	28,5

Die Tabelle VIII zeigt, daß, je saurer die Flüssigkeit (bis zu einem p_H von 1,0), desto haltbarer sie auch ist. Das Eluat II ist also in saurem Milieu beträchtlich haltbarer als in alkalischem.

Bei der Einstellung der Eluate auf den gewünschten p_H ergab sich folgende Beobachtung. Bei $p_H = 1{,}0$ und 2,0 wiesen die Lösungen leichte Trübungen auf, bei $p_H = 4{,}0$ bis 6,0 eine leicht flockige Fällung, bei $p_H = 8{,}0$ leichte Trübung, während bei $p_H = 10{,}0$ die Lösung unverändert klar bleibt. Es handelt sich somit wohl um die Ausflockung von Eiweißspuren bei $p_H = 4{,}0$ bis 6,0.

Es wurde nun geprüft, ob das Ferment in der Lösung oder in der geringen Fällung steckt. Es wurde in einem weiteren Versuch diese durch Ansäuern sich bildende Trübung bzw. Fällung abzentrifugiert und auf urikolytische Wirksamkeit geprüft. Auch die überstehende Lösung wurde untersucht. Versuch 131 zeigt, daß das Ferment nicht in der beim Ansäuern entstehenden Fällung enthalten ist, sondern in Lösung bleibt.

Nunmehr wurde versucht, das Ferment in den Eluaten durch Aceton zu fällen. Versuch 170 zeigt die Behandlung des Eluats II mit dem neunfachen Volumen Aceton. Es ergibt sich ein kaum wägbarer, nur in Spuren entstehender Niederschlag, der, abzentrifugiert und in Wasser aufgenommen, zur Harnsäurespaltung benutzt, eine deutliche urikolytische Fähigkeit aufweist. Es geht aus diesen Versuchen hervor, daß das Ferment aus den zweiten Eluaten durch Aceton gefällt und als Trockenpulver gewonnen werden kann.

Schließlich wurde versucht, den Reinigungsgrad des Eluates II gegenüber den Ausgangsextrakten zu bestimmen.

Hierzu wurde zunächst ein Ausgangsextrakt derart ausgewertet, daß die Menge Kubikzentimeter von ihm ermittelt wurde, die Harnsäure unter den gegebenen Versuchsbedingungen im Sauerstoffstrom zu etwa 50 % bei $p_H = 8,85$ spaltete. Das Ergebnis gibt Versuch 132. Es wurden hierzu 5 ccm eines Extraktes (5,0 ccm entsprechen 0,25 g Trockenpulver) benötigt. Der Gehalt dieses Extraktes an organischer Substanz wurde durch Trocknung und vorsichtige Veraschung in der Platinschale bestimmt. Die 5,0 ccm Extrakt enthielten 73,7 mg organische Substanz, d. h. der Extrakt war 1,47 %ig an organischer Substanz.

Nunmehr wird in gleicher Weise diejenige Menge des Eluates II bestimmt, die den gleichen Harnsäureansatz unter den gleichen Bedingungen zu 50 % aufspaltet. Das Eluat wurde aus dem gleichen Leberextrakt gewonnen, der wie vorangehend ausgewertet wurde (Versuch 132). Die Menge der organischen Trockensubstanz dieses Eluats II wird sodann in Versuch 137 ermittelt. Es ergibt sich, daß 35 ccm Eluat II zur Spaltung notwendig sind und daß das Eluat II 1,8 mg-% organische Trockensubstanz enthält. Es wird also die gleiche Spaltung einmal durch 73.7, das andere Mal durch 0,6 mg organische Substanz bewirkt. Hieraus ergibt sich, daß die Reinigung des zweiten Eluats gegenüber dem Extrakt das 117fache beträgt. Diese ganze Berechnung stützt sich auf die Voraussetzung, daß die Fermentwirkung an die organische Substanz gebunden ist.

Dieser Reinheitsgrad genügte für die Untersuchungen. Es wird aber unter Verwendung der weiter vorangehenden Eigenschaften des Eluats II vielleicht möglich sein, durch Ansäuern weitere Mengen Begleitsubstanzen auszuscheiden und durch Fällungen mit Aceton noch weitergehend gereinigte Präparate zu gewinnen.

C. Untersuchungen über die Spaltprodukte der fermentativen Harnsäurespaltung.

I. Chemische Oxydation der Harnsäure.

Die Untersuchung derjenigen Produkte, die bei der oxydativen Aufspaltung der Harnsäure entstehen, ist schon seit langer Zeit Gegenstand der Forschung gewesen. Es muß davon abgesehen werden, auf die Ergebnisse der zahlreichen, mit verschiedenen Oxydationsmitteln unter variierten Bedingungen angestellten Untersuchungen einzugehen. Es sei vielmehr unmittelbar an die Untersuchung von *Biltz* und Mitarbeitern (14), insbesondere von *Biltz* und *Schauder* (15) angeknüpft, die von den neueren Untersuchungen die grundlegenden Ergebnisse und Anschauungen zu enthalten scheinen.

Die Autoren zeigten, daß es weniger von dem Oxydationsmittel selbst als von der Reaktion der Lösung und ihrer chemischen Weiterbehandlung abhängt, welche Produkte der Oxydation erhalten werden. Sie unterscheiden im wesentlichen vier typische Arten der Harnsäureoxydation.

die zu verschiedenen Endprodukten führen, und zwar die Oxydationen in stark saurem, stark alkalischem und neutralem bis schwach alkalischem Milieu, denen sich als besondere Gruppe dann noch die Oxydation mit Wasserstoffsuperoxyd in neutralem bzw. schwach alkalischem Milieu anschließt. Von der Oxydation in stark saurem Milieu, die zu Alloxan, Parabansäure oder zu einem Gemisch beider führt, kann hier abgesehen werden. Dagegen interessiert wesentlich die Oxydation in stark alkalischem Milieu.

Durch die Untersuchungen von *Behrend* (16), sowie von *Biltz* und Mitarbeitern (14) (15) ist mit hoher Wahrscheinlichkeit festgestellt worden, daß sich bei stark alkalischer Reaktion unabhängig von der Art des Oxydationsmittels (Bleidioxyd, Mangandioxyd, Luftsauerstoff, Ozon, Permanganat u. a.) aus der Harnsäure zunächst Oxyacetylendiureincarbonsäure bildet.

Die Bildung ist so zu denken, daß im Molekül der Harnsäure nach Lösung der Ringbildung 1 bis 6 die Bindung 1 bis 5 erfolgt, wobei die Atome des Wassers und Sauerstoffs angelagert werden. Wie dieser erste Eingriff auf das Harnsäuremolekül im einzelnen erfolgt (Wasseranlagerung mit folgender Dehydrierung) ist noch unbekannt.

Die Produkte, die aus dieser (unbeständigen) Verbindung zu erhalten sind, richten sich nach der weiteren Verarbeitung der Lösung. Erhitzt man die alkalische Lösung, so erfolgt eine Aufspaltung beider Ringsysteme und zwar an dem C-Atom, das die Hydroxylgruppe trägt, und es entsteht *Uroxansäure*. Säuert man aber das alkalische Oxydationsgemisch schwach an, so scheidet sich beim Zusatz von Alkohol *Oxonsäure* ab. Die Umsetzungen gehen über die *Oxyacetylendiureincarbonsäure*. Wird jedoch aus der essigsauer gemachten Oxydationslösung die Oxonsäure nicht ausgefällt, sondern die Lösung eingedampft, so kristallisiert beim Abkühlen *Allantoin* aus. Die Bildung von Allantoin führt über Oxyacetylendiurein. Dieses öffnet den Ring hydrolytisch an dem C-Atom, welches das Wasserstoffatom trägt, wobei Wasser abgespalten wird.

```
            COOH                              H
             .                                .
        ,NH . C . NH,                    ,NH . C . NH,
    OC<       |       >CO      →     OC<       |       >CO
        `NH . C . NH´                    `NH . C . NH´
             .                                .
            OH                               OH
  Oxyacetylendiureincarbonsäure.       Oxyacetylendiurein.

             H         NH2                              NH2
             .          .                                .
         ,NH . C . OH   CO                  ,NH . CO     CO
  →  OC´       |       /            →   OC<       |     /
          NH . C  — NH                      `NH . CH . NH
             .
            OH                               Allantoin.
```

Im nahen Zusammenhang mit der alkalischen Oxydation steht die Oxydation in schwach saurem, neutralem oder schwach alkalischem Milieu. Hier entsteht neben Harnstoff und etwas *Oxalsäure Oxalursäure* und als Nebenprodukt *Oxalyldiureid* (so z. B. bei der Oxydation in kohlensaurer Lösung, die durch Bicarbonat schwach alkalisch gehalten wird. Auch diese Oxydation geht über *Oxyacetylendiureincarbonsäure*, und zwar ist als Zwischenprodukt ebenso wie bei der Oxydation zu Allantoin *Oxyacetylendiurein* anzunehmen, das gemäß folgenden Schema weiter zu *Harnstoff* und *Oxalursäure* zerfallen kann.

```
           COOH
            .
      ╱NH . C . NH╲
   OC      |        CO  ⟶  CO₂
      ╲NH . C . NH╱
            .
           OH
```

Oxyacetylendiureincarbonsäure.

```
              H                              OH
              .                              .
        ╱NH . C . NH╲                  ╱NH . C . NH╲
⟶  OC         |       CO   +O ⟶   OC          |      CO
        ╲NH . C . NH╱                  ╲NH . C . NH╱
              .                              .
             OH                             OH
```

Oxyacetylendiurein. Dioxyacetylendiurein.

```
                                    NH₂
                                     .
         ╱NH₂          COOH         CO
⟶  OC          +        |            |
         ╲NH₂           OC          NH
```

Harnstoff. Oxalursäure.

Hinsichtlich aller Einzelheiten sei nochmals auf die Arbeit von *Biltz* und *Schauder* (15) verwiesen.

Diesen drei Oxydationstypen steht die Oxydation der Harnsäure mit Wasserstoffsuperoxyd (sowohl in neutralem als alkalischem Milieu) gegenüber, die zu anderen Endprodukten, nämlich neben Allantoin und Oxonsäure zu den sonst nicht beobachteten Carbonyldiharnstoff und Cyanursäure führt.

Die Ergebnisse der *Biltz*schen (14) (15) Arbeiten sind im allgemeinen durch neuere Arbeiten weiter bestätigt worden. [Vgl. (17) bis (23).]

So fand *K. Ohta* (17) beim Abbau der Harnsäure mit Wasserstoffsuperoxyd und Eisensalz Carbonyldiharnstoff, Harnstoff, Oxalsäure und Ammoniak, *M. H. Pfaltz* (18) bei der Oxydation durch Ferrosalz Harnstoff zu etwa 29%, *L. Piaux* (19) bei der katalytischen Oxydation der Harnsäure in alkalischem Milieu durch Eisen und Mangan 50% der theoretischen Ausbeute an oxonsaurem Salz. *J. More* (20) stellte bei der Oxydation der Harnsäure in alkalischem Milieu durch Jod als Zwischenkörper das Amid der Allantoxansäure fest. *F. Chrometzka* (21) findet bei der Harnsäureoxydation durch Wasserstoffsuperoxyd bei einem p_H von 8,85 bis 9,0 Allantoin, Carbonyldiharnstoff und Tetracarbonimid. *A. Schittenhelm* und *K. Warnat* (22) zeigten weiter, daß bei der H_2O_2-Oxydation aus dem Allantoin über Allantoxansäure Carbonyldiharnstoff erhalten werden kann.

In neuester Zeit wurde die Oxydation der Harnsäure durch Wasserstoffsuperoxyd unter physiologischen Bedingungen von *Wieland* und *Macrae* (23) untersucht. Die Autoren fanden als Abbauprodukte Harnstoff, Oxalsäure, Carbonyldiharnstoff, Cyanursäure und Allantoin.

Während diese Untersuchungen sich meist mit der Wasserstoffsuperoxydoxydation befaßten und hierbei zu denselben Spaltprodukten kamen wie *Biltz* (14) und Mitarbeiter, gelang es neuerdings *Schuler* und

Reindel (24) die *Biltz*sche Anschauung zu bestätigen, daß die alkalische Oxydation der Harnsäure über Oxyacetylendiureincarbonsäure führt. Wir verdanken den Autoren den schönen Befund, daß sie bei der alkalischen Permanganatoxydation die entstehende Oxyacetylendiureincarbonsäure fassen und als Schwermetallsalz isolieren konnten.

Weit unbekannter als die Produkte des Harnsäureabbaues mit chemischen Oxydationsmitteln sind die Produkte der fermentativen Oxydation. Unsere Kenntnis hiervon gründet sich besonders auf die grundlegenden Untersuchungen von *Wiechowski*, der als wesentliches Produkt der fermentativen Harnsäureoxydation das Allantoin hinstellte.

Es ist von späteren Untersuchern diese Angabe *Wiechowskis* (25) fast nie bestritten worden, sondern es wurde vorzüglich darauf gesehen, den Weg zum Allantoin aufzuklären. [Vgl. (26) bis (30).]

Nach den Untersuchungen von *Felix* (31) und seinen Mitarbeitern läßt sich die Urikolyse so leiten, daß in der ersten Phase der größte Teil der Harnsäure nur bis zu einem Zwischenprodukt oxydiert wird, aus dem in zweiter Phase durch Abspaltung von CO_2 Allantoin entsteht. Uroxansäure wurde geprüft und kommt als Zwischenprodukt nicht in Frage. Das mutmaßliche Zwischenprodukt, welches aus der Harnsäure durch Oxydation und Hydrolyse entsteht, enthält eine mit HNO_2 nachweisbare NH_2-Gruppe. In Gegenwart von Essigsäure spaltet es auf Zusatz von Xanthydrol ein Molekül Harnstoff ab. Als Rest ist vielleicht Allantoxansäure anzusehen. Von den Zwischenprodukten aus besteht also die Möglichkeit einer Bildung von Harnstoff aus Harnsäure. Von *Schuler* (32) ist weiter versucht worden, diesem Zwischenprodukt nachzugehen. Er konnte zeigen, daß das Zwischenprodukt eine stärkere Säure als Harnsäure sein soll, in saurer Lösung leicht Kohlensäure abspaltet und in essigsaurer Lösung Harnstoff liefert. Auch mußte es nach *Schuler* (32) die Allantoinreaktion (*Fosse-Bossuyt*) geben. *Schuler* (24) vermutet, daß der fermentative Abbau analog dem chemischen über die Oxyacetylendiureincarbonsäure geht.

II. Qualitative Aufarbeitung der fermentativen Spaltprodukte.

Bei der vorliegenden Aufarbeitung der Spaltprodukte der fermentativen Harnsäureoxydation kam es auf Grund der unter I. dargelegten Erfahrungen darauf an, die Harnsäureoxydation ohne irgendeinen sekundären chemischen Eingriff vor sich gehen zu lassen. Denn wenn, wie *Biltz* und *Schauder* (15) zeigten, ein Ansäuern des Oxydationsgemisches nach der Oxydation genügte, um völlig verschiedenartige Oxydationsprodukte gewinnen zu lassen, so war eine Erkenntnis der fermentativ gelieferten Spaltprodukte nur dann möglich, wenn bis zur Gewinnung derselben kein chemischer Eingriff die Spaltprodukte beeinflußte. Es war daher auch notwendig, die Urikolyse so zu leiten, daß sie das Substrat aufbrauchte, damit keine Entfernung überschüssiger Harnsäure durch Ansäuern [wie dies z. B. *Wieland* und *Macrae* (23) bei der Wasserstoffsuperoxydoxydation durchführten] notwendig wurde. Aus dem gleichen Grunde wichen wir auch von dem

Vorgehen *Wiechowskis* ab, der Harnsäure durch Gewebsextrakte oder Gewebspulver spalten ließ, dann das zugesetzte Eiweiß entfernte und das Filtrat chemisch auf Allantoin aufarbeitete. Vielmehr erschien es notwendig, ein so reines Fermentpräparat anzuwenden, daß sein organischer Trockenrückstand vollkommen bei der Aufarbeitung der Spaltprodukte vernachlässigt werden konnte. Die Gewinnung eines solchen Fermentpräparates ist in dem vorangehenden Kapitel (Abschnitt B) dargestellt worden. Mit einer derartigen, hoch gereinigten Urikase wurde dann eine 100%ige Urikolyse erzwungen, worauf die Spaltprodukte bei neutraler Reaktion bei niedriger Temperatur im Vakuum eingedampft wurden. Diese Präparate dienten dann den vorliegenden Untersuchungen.

Zunächst sei die *qualitative Aufarbeitung* besprochen.

Zur Gewinnung einer hinreichenden Menge Spaltproduktmaterials genügten die bisher gebrauchten Ansätze von 20,0 mg Harnsäure nicht mehr. Es wurde daher von Ansätzen mit 1,0 g Harnsäuregehalt ausgegangen. Um zu einem Eluat II zu gelangen, das imstande ist, 1,0 g Harnsäure abzubauen, gingen wir von je 400,0 ccm Leberextrakt aus (entsprechend 40,0 g Trockenpulver). Diese 400 ccm Leberextrakt werden bei $p_H = 4,0$ zweimal mit je 40,0 g Edelkaolin, das mit konz. Salzsäure gereinigt war, versetzt und zentrifugiert. Die vereinigten Adsorbate werden sechsmal mit je 85,0 ccm n/100 Ammoniak eluiert. Das so erhaltene Eluat I wird nochmals bei $p_H = 4,0$ zweimal mit derselben Menge Edelkaolin behandelt und das gewonnene Adsorbat II sechsmal mit je 85,0 ccm n/100 Ammoniak eluiert.

Dieses Eluat II wird dann zur Aufspaltung von 1,0 g Harnsäure benutzt. Die Zusammensetzung des Spaltansatzes war folgende:

1000,0 ccm Harnsäurelösung, die 1,0 g Harnsäure als Lithiumurat gelöst enthielten, werden mit 75,0 ccm n/10 HCl auf $p_H = 8,85$ gebracht. 500,0 ccm des wie oben hergestellten Eluats II werden hinzugegeben, worauf mit Wasser auf 3500 ccm aufgefüllt wird. Der Ansatz wird im Thermostaten auf 37° gehalten und während der gesamten Spaltzeit von 72 Stunden ein langsamer Sauerstoffstrom durch den Ansatz geleitet. Infolge der Säuerung des Ansatzes durch die gebildete Kohlensäure werden zur p_H-Einhaltung nach 2, 4 und 6 Stunden je 12,5 ccm n/10 NaOH, nach 20 Stunden 62,5 ccm und nach 24 Stunden 12,5 ccm hinzugefügt. Nach 48 Stunden werden 500,0 ccm wie oben frisch hergestellten Eluats II hinzugegeben. Dies ist erforderlich, um nach weiteren 24 Stunden eine völlige Aufspaltung der gesamten Harnsäure zu erzielen. Nach 72 Stunden Gesamtspaltzeit wird der Ansatz scharf zentrifugiert und anschließend filtriert, um alles fein verteilte Kaolin zu entfernen. Der leicht getrübte Ansatz wird hierbei vollkommen klar. Darauf wird der gesamte Ansatz an der Wasserstrahlpumpe im Vakuum bei einer Wasserbadtemperatur von 70° bis auf 50,0 ccm eingeengt (bei späteren Versuchen wurde der Ansatz vor dem Einengen genau neutralisiert). Hierauf wird die Lösung, die etwas feste Substanz ausgeschieden hat, mit derselben in eine kleine Kristallisierschale hinübergespült und im Vakuum bei Zimmertemperatur an der Wasserstrahlpumpe bis auf 20,0 ccm eingeengt.

Es wurde nun versucht, zunächst mit den Methoden der fraktionierten Kristallisation die Zusammensetzung der Spaltprodukte aufzuklären. Hierzu wurde zunächst die ausgeschiedene Substanz scharf abzentrifugiert, mit Wasser gewaschen und gewogen. Die erhaltenen 0,1224 g Substanz enthielten nur Spuren organischen Materials, zeigten sich unlöslich in heißem und kaltem Wasser wie in Alkohol, zeigten keinen Schmelzpunkt und erwiesen sich als Kaolin, das bei dem Einengen der Lösung zum Ausfällen gelangte. Die Mutterlauge wurde weiter auf 10,0 ccm eingeengt. Da eine Probe mit Alkohol eine weiße, flockige Fällung zeigte, wurde die gesamte Mutterlauge zweimal mit je 25,0 ccm absoluten Alkohols versetzt und zentrifugiert. Die Niederschläge wurden vereinigt, mit Alkohol gewaschen und getrocknet (0,3240 g). Die Substanz zeigte in der Analyse einen Aschegehalt von rund 70 %. Sie wurde daher in 28 %igem Alkohol umkristallisiert; die einzelnen Kristallate wurden wieder auf ihren Aschegehalt geprüft. Trotz mehrfacher Umkristallisation gelang es nicht, auch nur zu einigermaßen aschefreien Produkten zu kommen. Hingegen gelang es, in der Mutterlauge, aus der die Substanz durch die Alkoholfällung gewonnen war, durch Fällung mit $CaCl_2$ Oxalsäure wahrscheinlich zu machen.

Es konnte also bei dieser Form des Vorgehens, durch fraktionierte Kristallisation die Spaltprodukte zu trennen, nicht erreicht werden, einzelne gut kristallisierende Fraktionen zu erhalten, wie dies *Wieland* und *Maerae* (23) bei der Wasserstoffsuperoxydoxydation durchführten. Wurden Fraktionen durch Zusatz von Alkohol gewonnen, so ließen sie sich von dem durch den Salzgehalt der Ansätze bedingten anorganischen Bestandteilen nicht trennen. Das Ergebnis dieser hier nur in einem Beispiel angedeuteten Arbeitsrichtung war, daß Oxalsäure wahrscheinlich gemacht wurde und die Erkenntnis, daß von den Spaltprodukten ein Teil der Substanz alkohollöslich ist, ein anderer nicht.

Auf Grund dieser Beobachtung wurde eine andere Trennungsform ausgearbeitet. Zunächst wurde die Spaltproduktgewinnung in einigen Punkten geändert.

Es hatte sich gezeigt, daß Eisen, welches sich bei der Aufarbeitung als störend erwies, aus dem zur Fermentreinigung verwendeten Edelkaolin stammte. Das Kaolin wurde daher noch länger als bisher und verschiedene Male mit konz. Salzsäure in der Hitze behandelt und hierauf anschließend mit konz. Natronlauge, dann wieder mit konz. Salzsäure ausgekocht, um alle löslichen Bestandteile aus dem Kaolin zu entfernen. Schließlich wurde es so lange mit Wasser gewaschen, bis der letzte Rest von Salzsäure entfernt war. Dieses hochgradig gereinigte Kaolin wurde von nun an stets zur Herstellung des Eluats II verwendet.

Des weiteren störte die Identifikation der Spaltprodukte, daß die Salze der eventuell vorhandenen organischen Säuren uneinheitlich als Mischung von Lithium- und Natriumsalzen vorlagen. Es wurde daher die gesamte Harnsäure nicht mehr als Lithium-, sondern als Natriumsalz gelöst. Sonst wurde der Ansatz wie oben beschrieben durchgeführt. Nach der völligen Spaltung wurde der Ansatz vor dem Einengen mit n/10 HCl genau neutralisiert und im Vakuum vollkommen zur Trockne gebracht. Das Gewicht des Rückstandes betrug in einem Beispiel 3,7432 g.

Die Trockensubstanz wurde im *Soxhlet*-Apparat mehrere Tage mit absolutem Alkohol und hierauf mit Äther erschöpfend extrahiert. Jeder der beiden Extrakte wurde zur Trockne gebracht. Hierbei zeigte sich, daß praktisch kaum ätherlösliche Substanz vorhanden war, während der in Alkohol lösliche Anteil in dem genannten Beispiel 28 % des Gesamtrückstandes ausmachte. Der nach der Behandlung mit Alkohol und Äther verbleibende Rückstand wurde viermal mit je 10 ccm destillierten Wassers von 37° behandelt und die Lösung scharf zentrifugiert. Der wasserlösliche Anteil betrug rund 62 bis 64 %, der unlösliche Rückstand nur etwa 8 bis 10 %. Er enthält Spuren organischer Substanz und besteht im wesentlichen nur aus Kaolin. Zunächst wurde der alkohollösliche Teil aufgearbeitet. Eine Aschebestimmung ergab 27,3 % anorganische Asche und 62,7 % organische Substanz. Eine kleine Probe der Substanz wurde in Wasser gelöst, mit Silbernitrat von Chlor befreit, der Silberüberschuß durch Schwefelwasserstoff entfernt und das Filtrat mit Mercurinitrat geprüft. Die entstehende weiße, flockige Fällung wies auf Allantoin hin. Es wurde daher die gesamte alkohollösliche Substanz in Wasser gelöst, mit Eisessig angesäuert und durch Fällung mit Silbernitrat von Chlor befreit Das überschüssige Silber wird als Silbersulfid gefällt, das Filtrat durch Luft vom Schwefelwasserstoff befreit, mit Calciumcarbonat neutralisiert und mit dem von *Wiechowski* (25) angegebenen Quecksilberreagens gefällt (1 %ige Mercuriacetatlösung, die mit Natriumacetat gesättigt und mit Wasser soweit verdünnt ist, daß der Gehalt an Mercuriacetat 0,5 % beträgt). Der Niederschlag wird mit H_2S zerlegt und vom Quecksilbersulfid abfiltriert. Das Filtrat wurde auf dem Wasserbad zur Trockne gebracht, erwies sich — einmal aus Alkohol umkristallisiert — noch zu 19 % als aschehaltig und wurde nach viermaligem Umkristallisieren aus Alkohol aschefrei erhalten. Der Schmelzpunkt wird zu 231,5° (Allantoin 231°) gefunden. Gemischt mit Allantoin ändert sich der Schmelzpunkt nicht. Die Analyse zweier Präparate ergibt

	C %	H %	N %
Substanz I	30,46	3,85	34,97
Substanz II	30,47	3,95	35,01
Allantoin	30,40	3,90	35,42

Die isolierte Substanz ist also als Allantoin nachgewiesen.

Das Filtrat der Allantoinfällung mit *Wiechowski*schem Reagens wird durch Schwefelwasserstoff vom überschüssigen Quecksilber befreit. Das Filtrat des Quecksilbersulfids wird eingeengt. Eine Probe der eingeengten Lösung ergibt mit Xanthydrol eine Fällung, die auf Harnstoff hindeutet. Die Lösung wird neutralisiert und zur Fällung des in Lösung gegangenen Calciums mit Kohlensäure behandelt. Es wird vom Calciumcarbonat abfiltriert. Die zur Trockne eingedampfte Lösung wird mehrere Male mit absolutem Alkohol behandelt. Die vereinigten Alkoholextrakte werden über Nacht mit geglühtem Natriumsulfat von Feuchtigkeit befreit, worauf der Alkohol verdampft wird. Die so erhaltene weiße kristalline Substanz ist vollkommen aschefrei. Schmelzpunkt: 132,5° (Harnstoff 132°). Gemischt mit Harnstoff bleibt der Schmelzpunkt unverändert. Die Substanz zeigt mit alkalischer Kupfersulfatlösung Biuretreaktion, mit konz. Salpetersäure Fällung von Harnstoffnitrat. Die Analyse zweier Präparate ergibt

	C %	H %	N %
Substanz I	19,95	6,73	46,69
Substanz II	19,85	6,70	46,64
Harnstoff	20,00	6,67	46,67

Die isolierte Substanz ist also als Harnstoff nachgewiesen.

Nunmehr wurde die wasserlösliche Fraktion der Spaltprodukte geprüft. In dieser wurde entsprechend der ersten Aufarbeitung Oxalsäure vermutet.

Die wasserlösliche Substanz wurde wieder in Wasser gelöst und fraktioniert eingeengt. Dabei wurden zwei Kristallisate erhalten. Beide Fraktionen werden in Wasser gelöst und mit Alkohol ausgefällt. Sie enthalten beide den gleichen Aschegehalt von 68 % und werden deshalb vereinigt. Sie werden in Wasser gelöst, mit verdünnter HCl angesäuert und mehrere Male mit Äther extrahiert. Die ätherunlösliche Substanz zeigt 92,2 % Asche, wohingegen die in Äther gegangene vollkommen aschefrei ist. Die Substanz schmilzt bei langsamem Erhitzen bei 187°, während sie bei schnellem Erhitzen sublimiert. Dieses Verhalten entspricht Oxalsäure. Die Analyse ergibt

	C %	H %
Substanz I	19,03	4,83
Substanz II	19,52	4,87
Oxalsäure	19,05	4,76

Die isolierte Substanz ist also als Oxalsäure nachgewiesen.

Die Mutterlauge der beiden Kristallate wird ammoniakalisch gemacht, mit ein paar Tropfen einer 10 %igen Calciumchloridlösung versetzt und schwach essigsauer gemacht (es fällt noch etwas Calciumoxalat aus). Eine Probe des Filtrats zeigt mit Xanthydrol keine Fällung. Wird aber mit Mineralsäure deutlich angesäuert, so fällt hiernach mit Xanthydrol ein starker Niederschlag aus. Zum Nachweis des vermutlichen Harnstoffs wird das Calciumfiltrat wie folgt aufgearbeitet:

Der Überschuß des Calciums wird durch Kohlensäure-Einleitung beseitigt. Das Filtrat des Calciumcarbonats wird zur Trockne verdampft und der Rückstand mehrere Male mit Alkohol extrahiert. Die Rückstände der Alkoholextraktion werden noch einmal umkristallisiert. Die so gewonnene Substanz zeigt alle Eigenschaften von Harnstoff. Fällbarkeit mit konz. Salpetersäure, Biuretreaktion, Schmelzpunkt 132,5°.

Analyse:

	C %	H %	N %
Substanz I	19,91	6,80	46,65
Substanz II	19,86	6,74	46,68
Harnstoff	20,00	6,67	46,67

Die isolierte Substanz ist also als Harnstoff nachgewiesen.

Es sind somit als Zersetzungsprodukte des urikolytischen Abbaues der Harnsäure zunächst qualitativ Allantoin, Harnstoff, Oxalsäure und (wie noch nicht erwähnt), Kohlensäure festgestellt worden.

III. Quantitative Aufarbeitung der fermentativen Spaltprodukte.

Zur Feststellung, ob mit den Produkten Allantoin, Harnstoff, Oxalsäure und Kohlensäure die Zahl der Zersetzungsprodukte des fermentativen Harnsäureabbaues erschöpft ist, mußte eine quantitative Aufarbeitung des Gesamttrockenrückstandes der Spaltansätze erfolgen. Es wurde so vorgegangen, daß von jeder erhaltenen Fraktion der C-Gehalt durch Mikroanalyse[1] bestimmt und mit dem C-Gehalt der präparativ erhaltenen isolierten Substanzen verglichen wurde, um festzustellen, ob außer den isolierten noch andersartige organische Substanzen vorhanden waren.

Es sei als Beispiel der Versuch geschildert, der im Protokoll 152 gegeben wird. Die Aufspaltung erfolgte bei $p_H = 8{,}85$; es wurde 1,0 g Harnsäure angewendet.

Zunächst wurde die Alkoholfraktion aufgearbeitet. In ihr waren entsprechend dem Vorangehenden Allantoin und Harnstoff vorhanden. Die gesamte Alkoholfraktion enthält auf Grund einer Mikroanalyse 157,5 mg C. In einem aliquoten Anteil wurde titrimetrisch nach *Wiechowski* Allantoin bestimmt. Das genaue Vorgehen zeigt Protokoll 152. Es wurde Allantoin zu 0,3997 g, entsprechend 122,4 mg C, gefunden.

In einem anderen aliquoten Teil wurde Harnstoff gravimetrisch als Dixanthylharnstoff bestimmt. Es ergab sich 0,1330 g Harnstoff = 26,6 mg C. Als Summe ergibt sich also ein C-Gehalt von 149,0 mg, der erklärt ist. Der noch verbleibenden Differenz von 8,5 mg C wurde nicht weiter nachgegangen, da mit einem gewissen Spielraum für die Fehlerbreite der Methoden zu rechnen war.

Nun wurde die wasserlösliche Substanz aufgearbeitet. Sie wurde gelöst und in ammoniakalischer Lösung mit Calciumchlorid ausgefällt. Der Niederschlag wird abzentrifugiert und in verdünnter Salzsäure gelöst. Von dieser Lösung wird durch Mikroanalyse der C-Gehalt zu 88,2 mg C gefunden. Die salzsaure Lösung wird mehrere Male mit Äther extrahiert, der getrocknet und verdunstet wird. Der Rückstand wird gewogen.

Es werden 0,4630 g Oxalsäure für den gesamten Ansatz erhalten, was einem C-Gehalt von 88,1 mg C entspricht. Die durch Mikroanalyse gefundene C-Menge von 88,2 mg C ist also durch die gefundene Oxalsäure erklärt.

[1] Die Mikroanalysen wurden im Institut des Herrn Dr. *G. Weiler*, Berlin-Westend, Nußbaumallee 34, von diesem ausgeführt.

Das Filtrat der Calciumfällung enthält 55,5 mg C. Es wird mit konz. Salzsäure versetzt und nach 24 Stunden der frei werdende Harnstoff als Dixanthylharnstoff gefällt und gravimetrisch bestimmt.

Es werden 0,2682 g Harnstoff = 53,6 mg C erhalten.

Die aus mehreren Wiederholungen erhaltenen Ergebnisse werden in der nachfolgenden Tabelle zusammengestellt. Die einzelnen Stoffe sind auf ihren Kohlenstoffgehalt umgerechnet, der prozentual auf die C-Menge, die als Harnsäure in den Ansatz hineingegeben wurde, bezogen wird.

p_H = 8,85. In den Ansatz gegeben 1,0 g Harnsäure = 357 mg C. Durch C-Bestimmung erfaßt 301,0 mg C = 84,4 %.

Versuch	C in % wiedergefunden als				
	Oxalsäure	Harnstoff (durch Ansäuern)	Allantoin	Harnstoff	Summe
152	24,5	15,5	34,4	7,4	81,8
154	24,5	15,5	34,4	7,8	82,2
155	24,5	15,6	34,4	8,1	82,6

Diese Zusammenstellung bezieht sich auf die Spaltprodukte, die in festem Zustande gewonnen werden. Es kommt nun noch die gasförmig entweichende Kohlensäure hinzu. Da es nicht möglich war, die Kohlensäure in demselben großen Ansatz zu bestimmen, der auf Spaltprodukte aufgearbeitet wurde, wurden Parallelversuche mit kleineren Ansätzen zur Ermittlung der CO_2-Entwicklung angestellt. Es wurde also die CO_2 in einem anderen Spaltversuch ermittelt als die übrigen Spaltprodukte. Auch wurde bei der CO_2-Bestimmung des rascheren Verlaufes halber nicht mit gereinigtem Ferment, sondern mit Leberextrakt gearbeitet. Trotzdem können, da mehrfache Versuche stets gleiche Resultate gaben, die Kohlensäurebestimmungen mit in die Rechnung eingesetzt werden. Versuch 157 gibt ein Beispiel für Bestimmung der Kohlensäure.

Es wurde ein Ansatz von 100 mg Harnsäure angewandt. Durch den Ansatz wird langsam Sauerstoff geleitet, der mit Barytlauge gewaschen wird. Das dem Ansatz entweichende Gas wird in hintereinander geschalteten Kaliapparaten aufgefangen. Es werden Parallelansätze mit abgekochtem Ferment angestellt, um die in den Lösungen befindliche Blindkohlensäure in Abzug bringen zu können. Nach 24 Stunden werden die Kaliapparate gewogen. Die Gewichtszunahme ergibt diejenige Kohlensäuremenge, die mit dem Sauerstoffstrom ausgetrieben wurde. Da aber infolge des alkalischen Milieus noch wesentliche CO_2-Mengen gebunden bleiben, wurden die Ansätze nach Wiedervorschaltung der Kaliapparate mit 25%iger HCl deutlich angesäuert, worauf wieder einige Stunden Sauerstoff hindurchgeleitet wurde. Die nunmehr frei gemachte Kohlensäure wird zu der ausgetriebenen Kohlensäure addiert. Die Parallelansätze werden gleichartig bearbeitet.

Es ergibt sich für die oben geschilderte Spaltung bei $p_H = 8{,}85$ eine Kohlensäuremenge von

270 mg CO_2 = 73,6 mg C = 20,5 % C
268 „ CO_2 = 73,1 „ C = 20,4 % C

Addiert man die C-Werte zu den in der vorangehenden Tabelle gegebenen C-Werten für die festen Spaltprodukte hinzu, so ergibt sich als Summe für den gesamten wiedergefundenen C-Gehalt eine Zahl um etwa 102 bis 103 %. In Anbetracht der Fehlersummation wird das Ergebnis als befriedigend betrachtet.

Das Ergebnis zeigt also, daß außer den gefundenen Spaltprodukten keine wesentlichen Mengen weiterer organischer Substanz als Abbauprodukte vorhanden sein können.

Nunmehr wurden die Verhältnisse beim zweiten Wirkungsoptimum, bei einem p_H 10,03, untersucht (siehe Protokoll 151). Es ergab sich, daß auch bei einem p_H von 10,03 dieselben Abbauprodukte nur in etwas anderem Mengenverhältnis gebildet wurden, und zwar wie folgt:

In den Ansatz gegeben 1,0 g Harnsäure = 357 mg C. Durch C-Bestimmung erfaßt 309,8 mg C = 86,8 %.

Versuch	C in % wiedergefunden als				
	Oxalsäure	Harnstoff (durch Ansäuern)	Allantoin	Harnstoff	Summe
151	23,6	12,1	42,7	6,4	84,8
153	23,6	12,0	42,8	6,4	84,8

Ebenso liegen die Verhältnisse bei Spaltung in völlig neutralem Milieu, also bei einem p_H von 7,0 (siehe Versuch 156). Die nachfolgende Tabelle bringt die Ergebnisse:

In den Ansatz gegeben 1,0 g Harnsäure = 357 mg C. Durch C-Bestimmung erfaßt 307,2 mg C = 86,9 %.

Versuch	C in % wiedergefunden als				
	Oxalsäure	Harnstoff (durch Ansäuern	Allantoin	Harnstoff	Summe
156	26,2	16,8	33,5	7,8	84,3
163	26,1	16,9	33,5	7,7	84,2

Die Kohlensäurebestimmungen ergeben:

p_H 10,03: 280 mg CO_2 = 21,3 % C
278 „ CO_2 = 21,2 % C
p_H 7,00: 260 „ CO_2 = 19,8 % C

Insgesamt sind also bei der Spaltung bei p_H 10,03 etwa 106 %, bei der Spaltung bei p_H 7 104 % des Harnsäure-C-Gehaltes wiedergefunden worden.

Vergleicht man die Ergebnisse bei den drei verschiedenen p_H miteinander, so sieht man, daß mit steigendem p_H die Oxalsäuremenge und die Harnstoffmenge fallen, während die Allantoinmenge steigt.

Ein weiterer Versuch zeigte, daß Ammoniak beim urikolytischen Abbau nicht frei wird.

IV. Aufklärung des Vorkommens von Harnstoff im wasserlöslichen Abteil der Spaltprodukte.

Bei den vorangehenden Versuchen ist es auffallend, daß sich außer dem Harnstoff, der sich naturgemäß in der Alkoholfraktion findet, noch eine zweite Harnstoffausbeute aus der wässerigen Fraktion der Spaltprodukte ergibt. Der zunächstliegende Gedanke war der, daß die Extraktion mit Alkohol nicht erschöpfend genug durchgeführt worden war. Fraktionierte Extraktionsversuche (auch mit kaltem Alkohol, in dem Harnstoff besser löslich ist) zeigten aber, daß die Ursache der Erscheinung hierin nicht zu suchen war. In der wässerigen Fraktion ist unmittelbar niemals Harnstoff mit Xanthydrol nachzuweisen. Auch nach Ansäuern mit Essigsäure ist selbst bei längerem Stehen der Lösung niemals Harnstoff mittels Xanthydrol nachweisbar. Macht man die Lösung aber mineralsauer, so tritt sofort Harnstoffreaktion auf. Es lag nun nahe, an eine Harnstoff-Oxalsäureverbindung zu denken, die nicht alkohol-, wohl aber wasserlöslich ist. Sie hätte aber nach Fällung der Oxalsäure unmittelbar Harnstoffreaktion geben müssen, was aber nicht der Fall ist. Auch die Filtrate nach der Oxalsäurefällung zeigen erst Harnstoffreaktion nach Ansäuern mit Mineralsäure. Es wurde daher nun nach einer Verbindung des Harnstoffs mit einer anderen organischen Säure gefahndet. Der Harnstoff wurde mit Xanthydrol gefällt, das Xanthydrol mit Chloroform ausgeschüttelt und die Filtrate auf organische Substanzen untersucht. Solche ließen sich nicht finden. Es wurde auch an eine Verbindung Harnstoff-CO_2 gedacht, doch gab die Analyse des nur in Spuren austreibbaren CO_2 zum Harnstoff unmögliche Molekularverhältnisse.

Auch die Verfolgung des C-Gehaltes der verschiedenen Fraktionen vor und nach der Harnstoffbeseitigung zeigten, daß der gesamte C-Gehalt der wasserlöslichen Spaltprodukte außer durch Oxalsäure durch Harnstoff erklärbar war. Es war also kein Platz für eine andere organische Harnstoffverbindung.

Es wurde versucht, die hypothetische Harnstoffverbindung auf andere Weise zu isolieren. Es wurde eine Vakuumsublimation mit derjenigen Fraktion durchgeführt, in der die Oxalsäure als Calciumoxalat beseitigt war. Die Sublimation ergab als Sublimat reinen Harnstoff. Trotzdem nichts anderes als Harnstoff zu finden war, konnte die Xanthydrolreaktion immer erst nach Ansäuern mit Mineralsäure ausgeführt werden. Diese Erscheinung bereitete große Schwierigkeiten. Es zeigte sich nun des weiteren bei der präparativen Aufarbeitung des Harnstoffs, daß nicht nur Ansäuern, sondern auch Zufügung von Silberacetat in essigsaurer Lösung die Xanthydrolreaktion eintreten ließ. Es mußte also Chlorion entfernt werden, um die hypothetische Verbindung des Harnstoffs zerfallen zu lassen.

In den wässerigen Spaltprodukten waren Harnstoff und Oxalsäure annähernd in molekularem Verhältnis 1 : 1 vorhanden. Außerdem waren nur Kochsalz und vielleicht geringe Mengen Natriumcarbonat vorhanden.

Es wurde nun versucht, festzustellen, ob diese Bestandteile vielleicht eine Verbindung eingehen, die das abweichende Verhalten des Harnstoffs erklärt. Es wurde hierzu ein Ansatz hergestellt, der alle Bestandteile enthält, wie sie nach der Neutralisation eines bei p_H 8,85 völlig aufgespaltenen Ansatzes vorhanden sind, d. h. es wurden Säuren- und Laugenmengen, wie sie verwendet worden sind, sowie die Spaltprodukte selbst gemäß ihrem quantitativ gemessenen Verhältnis zueinander gemischt. Ein solcher künstlicher Spaltansatz wurde so aufgearbeitet wie ein Originalspaltansatz. Der Versuch zeigte, daß in einem solchen künstlichen Gemisch der Spaltprodukte ein Teil des Harnstoffs alkoholunlöslich wurde und erst nach Ansäuern mit Mineralsäure Xanthydrolreaktion zeigte.

Es wurde nachgewiesen, daß Harnstoff in Gegenwart von Natriumoxalat bei einem Verhältnis 1 Mol Harnstoff : 1 Mol Oxalat eine lose Verbindung bildet, die in Alkohol unlöslich ist. Die Gegenwart von Natriumchlorid nach Abtrennung der Oxalsäure bedingt es, daß der Harnstoff durch Bildung einer losen Verbindung mit $NaCl$ in essigsaurer Lösung keine Xanthydrolreaktion zeigt. Die Verbindung mit $NaCl$ wird erst durch Ansäuern mit HCl gespalten. Die Unlöslichkeit eines Teiles des Harnstoffs in der Alkoholfraktion sowie das Fehlen der Xanthydrolreaktion sind also Kunstprodukte, die durch das Einengen des Harnstoffs in Gegenwart von Natriumoxalat und $NaCl$ zustande gekommen sind.

V. Über den Weg des fermentativen Abbaus der Harnsäure.

Betrachten wir die obigen Ergebnisse zusammenfassend, um uns ein Bild vom fermentativen Abbau der Harnsäure zu machen, so ist es auffallend, daß nur ein Teil der Harnsäure, und zwar nur ein Anteil von 42 bis 53 %, des theoretisch möglichen Wertes zu Allantoin abgebaut worden ist. Dies widerspricht zunächst durchaus den Anschauungen wie sie seit den Arbeiten von *Wiechowski* (12) vorhanden sind. Noch merkwürdiger ist es aber, daß sich außer Allantoin nur so tiefe Abbauprodukte wie Harnstoff, Oxalsäure und Kohlensäure finden. Stellen wir die molekularen Verhältnisse der Abbauprodukte bei den verschiedenen p_H zusammen, so ergibt sich folgendes Bild. Es entsteht z. B. aus 1 Mol Harnsäure:

	$p_H = 7{,}00$ mole	$p_H = 8{,}85$ mole	$p_H = 10{,}03$ mole
Oxalsäure	0,66	0,62	0,59
Allantoin	0,42	0,43	0,54
Harnstoff	1,24	1,16	0,93
CO_2	1,01	1,03	1,07

Hieraus geht hervor, daß unabhängig von der Verschiebung der gegenseitigen Verhältnisse beim Abbau bei variierten p_H Harnstoff und Oxalsäure praktisch sich immer in einem molaren Verhältnis 2 : 1 finden, während die CO_2-Menge, die übrig bleibt, wenn man 1 Mol CO_2 für 1 Mol Allantoin rechnet, der Molmenge Oxalsäure entspricht. Es zerfällt also mit anderen Worten die Harnsäure zum Teil in Kohlensäure und Allantoin (1 : 1), zum anderen Teil in Kohlensäure, Oxalsäure und Harnstoff (1 : 1 : 2). Es wäre nun denkbar, daß der Abbau zuerst zum Allantoin ginge und daß das Allantoin in Harnstoff und Oxalsäure zerfällt. Allerdings wäre dann kein Platz für weitere CO_2-Bildung. Es wurde aber doch geprüft, ob überhaupt Allantoin durch die von uns verwandte Fermentlösung spaltbar ist. Der Versuch zeigt, daß die in den Ansatz gegebene Allantoinmenge nach 24 Stunden Spaltzeit unter den üblichen Bedingungen quantitativ wiedergefunden wird. Es kann also unmöglich die Oxydation über das Allantoin hinaus geführt haben, sondern das Allantoin bildet einen selbstständigen, aber abgeschlossenen Weg des Oxydationsgeschehens.

Des weiteren fällt bei den Ergebnissen auf, daß keines der Spaltprodukte, die bei der chemischen Oxydation der Harnsäure mit Wasserstoffsuperoxyd gefunden wurden, beim fermentativen Abbau nachzuweisen waren. Weder Carbonyldiharnstoff, noch Cyanursäure, noch Oxalursäure waren zu finden. Bei ihrer Schwerlöslichkeit hätten sie nicht entgehen können. Ein Versuch zeigte, daß Carbonyldiharnstoff durch Urikase nicht spaltbar ist. Es könnte also auch als Zwischenprodukt nicht vorhanden gewesen sein.

Hieraus geht hervor, daß der Abbau der Harnsäure durch das Ferment nicht auf dem Wege erfolgt, der durch die Wasserstoffsuperoxydoxydation bekannt ist. Der Oxydationsweg entspricht auch nicht der Oxydation in stark alkalischer Lösung, noch gar der in saurer Lösung gemäß den Darstellungen im Abschnitt I. Dagegen entspricht er ausgezeichnet dem Schema der bekannten chemischen Oxydation in neutralem bzw. schwach alkalischem Milieu.

Wir haben unter I dargelegt, daß der Weg zum Allantoin über das Oxyacetylendiurein führt. Ebenso wurde gezeigt, daß bei Oxydation in etwa neutralem Milieu mit nachträglichem Ansäuern Harnstoff und Oxalursäure auftreten, welche letztere ja aber nur bei saurem Milieu beständig ist. Ein Zerfall von Oxalursäure in alkalischem Milieu wurde von uns geprüft und bestätigt. Es ist daher mit größter Wahrscheinlichkeit, wenn nicht mit Sicherheit anzunehmen, daß alle Spaltprodukte sich von der Vorstufe des Allantoins, dem Oxyacetylendiurein, ableiten. Ein Teil dieses Körpers zerfällt hydrolytisch in Allantoin, ein anderer Teil weiter oxydativ in Harnstoff und Oxalsäure. Je alkalischer die Lösung ist, desto stärker ist die Hydrolyse des Oxyacetylendiureins, d. h. desto mehr Allantoin wird gebildet.

Diese Darlegungen stehen im besten Einklang mit den Anschauungen von *Schuler* (32), der als Abbauweg die Oxyacetylendiureincarbonsäure vermutete. Sie decken sich auch mit dem Befund von *Felix, Scheel* und *Schuler* (33), die beim Angriff auf die Harnsäure zuerst eine Oxydation, Wassereintritt und Decarboxylierung annahmen, was zur Bildung des Oxyacetylendiureins auch notwendig ist. Die Tatsache, daß die Autoren für 1 Mol Harnsäure nur 1 Mol Sauerstoff verbrauchten, ist dadurch zu erklären, daß sie nur vorsichtig bis zum Verschwinden der Harnsäure und nicht wie hier noch weiter abbauten. Die Tatsache des Auftretens von Oxalsäure und Harnstoff erfordert naturgemäß einen größeren Sauerstoffverbrauch. Schließlich decken sich die von *Schuler* (32) geforderten Eigenschaften für das Zwischenprodukt vollkommen mit der Oxyacetylendiureincarbonsäure und der hier gegebenen Darstellung des Harnsäureabbaues.

Die fermentative Oxydation der Harnsäure wird also derart aufgefaßt, daß sich zuerst Oxyacetylendiureincarbonsäure, hieraus Oxyacetylendiurein bildet, das dann zum Teil hydrolytisch zu Allantoin, zum Teil weiter oxydativ zu Harnstoff und Oxalsäure abgebaut wird.

D. Versuchsprotokolle.

39. Spaltversuch mit tierischer Milz.

Fermentmaterial. Milzextrakt, hergestellt aus Schweinemilztrockenpulver mit Hilfe von physiologischer Kochsalzlösung (10 ccm Extrakt entsprechen 300 mg Trockenpulver).

Ansätze. Siehe Methodik. Beispiel 2. Extraktmenge 10 ccm.

Dauer des Versuchs: 24 Stunden. Langsamer Sauerstoffstrom. 37°.

Ergebnisse.

Ferment	Harnsäureabbau in %	
	$p_H = 8{,}85$	$p_H = 10{,}03$
Milzextrakt	80,0	83,0
Abgekochter Milzextrakt		0,0

Ähnliche Versuche werden mit Schweineniere und Schweinepankreas pro Ansatz mit 10 ccm Extrakt, die 300 mg Trockenpulver entsprechen, angestellt. Ferner werden untersucht Insulin und Schweinegalle, angewandte Menge 10,0 ccm, ferner Pferdeleucocyten. Angewandte Menge 5,0 ccm Leucocytensuspension = 1,0 g feuchte Leucocyten.

Ergebnisse.

	Harnsäureabbau in %	
	$p_H = 8{,}85$	$p_H = 10{,}03$
Nierenextrakt	75,8	80,5
Abgekochter Nierenextrakt	0,0	0,0
Pankreasextrakt	81,5	85,3
Abgekochter Pankreasextrakt	0,0	0,0
Insulin	0,0	0,0
Schweinegalle	84,4	88,1
Abgekochte Schweinegalle	0,0	0,0
Pferdeleucocyten	46,9	

17. Spaltversuch mit Leberpulver, das aus nicht ganz frischer Schweineleber hergestellt wurde.

Die für diesen Versuch verwendete Schweineleber ließ man einige Tage an der Luft liegen, ehe man sie zum Trockenpulver verarbeitete.

Ansätze. Siehe Methodik. Beispiel 1. Temperatur 37°. Dauer des Versuchs 24 Stunden. Langsamer Sauerstoffstrom.

Behandlung der Abnahmen. Siehe Methodik. Beispiel 1.

Ergebnisse.

Harnsäureabbau in %	
$p_H = 8{,}85$	$p_H = 10{,}03$
87,5	89,4

Schweineleber behält auch nach Entfernung aus dem Organismus längere Zeit ihre urikolytische Wirksamkeit in hohem Maße.

18. Spaltversuch mit Menschenlebertrockenpulver.

Ansätze. Siehe Methodik. Beispiel 1.

I: p_H = 8,85, Fermentmenge 300 mg Trockenpulver.
II: p_H = 10,03, „ 300 „ „

Temperatur 37°. Dauer des Versuchs 24 Stunden. Langsamer Sauerstoffstrom.

Behandlung der Abnahmen. Siehe Methodik. Beispiel 1.

Ergebnis. Die Harnsäure wird zu 100 % wiedergefunden. Menschliche Leber baut Harnsäure nicht ab.

Ähnliche Versuche werden mit Menschennierentrockenpulver und mit menschlichen Gelenkknorpeln angestellt. Letztere werden im Vakuum getrocknet und zu Pulver verrieben. Angewandte Menge stets 300 mg.

Ergebnis. Die Harnsäure wird zu 100 % wiedergefunden. Es findet kein urikolytischer Abbau statt.

Weiter werden untersucht Menschenlebertrockenpulver + menschliches Blut und Menschenlebertrockenpulver + menschliches Serum, ferner Menschennierentrockenpulver + menschliches Blut. Für jeden Ansatz werden 300 mg Trockenpulver + 10,0 ccm Blut bzw. Serum verwendet.

Weitere Versuche werden mit einem Gemenge von Menschenlebertrockenpulver und Menschenmilztrockenpulver, ferner mit einem Gemenge von Menschenlebertrockenpulver und Menschennierentrockenpulver angestellt. Jedes der beiden Gemenge enthält pro Ansatz je 300 mg der beiden beteiligten Trockenpulver.

Ergebnis. Die Harnsäure wird bei allen Ansätzen zu 100 % wiedergefunden. Es findet kein urikolytischer Abbau statt.

27. Spaltversuch mit Menschenblut.

Ansatz. 15 ccm Blut werden mit 1 ccm Harnsäurelösung = 1,0 mg Harnsäure versetzt und 24 Stunden im Thermostaten bei 37° belassen unter gleichzeitigem Durchleiten von Sauerstoffstrom.

Behandlung der Abnahme. Nach Beendigung der Spaltzeit werden 8 ccm nach *Folin* enteiweißt. Die Hälfte des Eiweißfiltrates wird auf 100 ccm aufgefüllt. 5 ccm dieser Lösung werden nach *Folin* auf Harnsäuregehalt untersucht.

Von dem gefundenen Harnsäurewert muß der Harnsäurewert des Blutes in Abzug gebracht werden.

Ergebnis.			
	Gesamtsäure	1,600 mg	
	Gehalt des Blutes an Harnsäure . . .	0,600 ,,	
	Wiederfund	1,000 ,,	= 100 %.

Menschliches Blut baut Harnsäure nicht ab.

46. Spaltversuch mit menschlichen Leucocyten.

Fermentmaterial. Menschenleucocyten nach *P. Szilárd* (4): Menschliches Blut wird durch eine Mischung von Essigsäure und Weinsäure hämolysiert, darauf die saure Mischung alkalisiert und die weißen Blutkörperchen abzentrifugiert.

Ansatz. 0,8 ccm Harnsäurelösung enthaltend 0,8 mg Harnsäure + 5 ccm Leucocytensuspension (= 0,4 g feuchte Leucocyten) + Wasser zu 20 ccm.

Temperatur 37°. Dauer des Versuchs 24 Stunden. Langsamer Sauerstoffstrom.

Behandlung der Abnahmen. 5 ccm des Ansatzes werden nach *Folin* enteiweißt. Vom Eiweißfiltrat werden 5 ccm nach *Folin* auf Harnsäuregehalt untersucht.

Ergebnis. Die Harnsäure wird zu 100 % wiedergefunden. Menschliche Leucocyten bauen Harnsäure nicht ab.

107. Spaltversuch mit saurem und alkalischem Menschenleberextrakt.

Fermentmaterial. 1. Extrakt aus Trockenpulver mit Hilfe von 1%iger sekundärer Na-Phosphatlösung: 10 ccm = 0,3 g Trockenpulver. 2. Extrakt aus Trockenpulver mit primärem Na-Phosphat.

Ansätze. Siehe Methodik. Beispiel 2. Je Ansatz werden 10,0 ccm Extrakt verwendet.

I: p_H = 8,85, Extrakt (1) (alkalisch).
II: p_H = 8,85, „ (2) (sauer).
III: p_H = 10,03, „ (1) (alkalisch).
IV: p_H = 10,03, „ (2) (sauer).

Temperatur 37°. Dauer des Versuchs 24 Stunden. Langsamer Sauerstoffstrom.

Behandlung der Abnahmen. Siehe Methodik. Beispiel 2.

Ergebnis. Die Harnsäure wird in allen Ansätzen zu 100% wiedergefunden.

In ähnlicher Weise werden Extrakte untersucht, die aus menschlichem Lebertrockenpulver, menschlichem Milztrockenpulver und menschlichem Pankreastrockenpulver mit Hilfe von physiologischer Kochsalzlösung hergestellt werden. Es werden pro Ansatz 10,0 ccm Extrakt verwendet, die 0,3 g Trockenpulver entsprechen.

Ergebnis. Die Harnsäure wird stets zu 100% wiedergefunden. Es findet kein urikolytischer Abbau statt.

Ferner werden untersucht menschliche Galle und menschliches Blut. Für jeden Ansatz werden je 10,0 ccm verwendet.

Ein weiterer Versuch wird mit menschlichem Muskelgewebe angestellt. Dasselbe wird mit Sand im Mörser zerrieben und mit physiologischer Kochsalzlösung extrahiert. Verwendet werden 10,0 ccm für jeden Ansatz, 300 mg Muskelgewebe entsprechend.

Ergebnis. Die Harnsäure wird bei allen Ansätzen zu 100% wiedergefunden. Es findet kein urikolytischer Abbau statt.

35. Spaltversuch mit Schweineleber unter Luftabschluß.

Fermentmaterial. Schweineleberextrakt, hergestellt aus Lebertrockenpulver mit Hilfe von physiologischer Kochsalzlösung, die vorher durch Kochen von Luft befreit ist.

Ferner werden alle Lösungen und alles Wasser, welches für die Ansätze verwendet wird, vorher durch Kochen von Luft befreit.

Ansätze. Siehe Methodik. Beispiel 2.

I: p_H = 8,85.
II: p_H = 10,03.

Beide Ansätze werden zum Luftabschluß mit flüssigem Paraffin überschichtet.

Temperatur 37°. Dauer des Versuchs 24 Stunden.

Behandlung der Abnahmen. Man durchsticht mit einer Pipette die Paraffinschicht und entnimmt beiden Ansätzen aliquote Teile zur Enteiweißung und arbeitet weiter, wie in der Methodik angegeben. Beispiel 2.

Ergebnis. Der Versuch zeigt, daß fermentativer Abbau der Harnsäure nur in Gegenwart von Luftsauerstoff vor sich geht.

24. Spaltversuch mit Leberextrakt. Einfluß von Sauerstoff.

Ansätze. Siehe Methodik. Beispiel 2. 10,0 ccm Extrakt = 0,3 g Trockenpulver.

Temperatur 37°. Dauer des Versuchs 3 Stunden. Durch Ansatz II wird ein langsamer Sauerstoffstrom geleitet. Abnahmen nach 1, 2 und 3 Stunden.

Ergebnis.

Spaltzeit	Harnsäureabbau in %; p_H 8,85	
	Ohne O_2	Mit O_2
1 Std.	12,8	23,1
2 „	25,5	48,7
3 „	39,4	79,6

8. Prüfung der Aziditätsoptimumskurve des Harnsäureabbaues durch Leberpulver.

Die Ansätze enthalten je 20 mg Harnsäure als Lithiumsalz gelöst. Sie werden mit n/10 HCl bzw. n/10 NaOH auf den gewünschten p_H gebracht und dann mit 10 ccm Boratpuffer des gleichen p_H versetzt. 300 mg Leberpulver werden hinzugegeben und die Ansätze mit Wasser auf 70 ccm aufgefüllt. Als Extrakt werden 10 ccm = 1,0 g Trockenpulver gebraucht.

Temperatur 37°. Dauer der Spaltung 6 Stunden. Keine Sauerstoffdurchleitung.

Ergebnisse mit Leberpulver.

Ansatz Nr.	p_H	Harnsäureabbau	
		mg	%
I	6,66	2,24	11,2
II	7,08	4,46	22,3
III	7,38	5,46	27,3
IV	8,56	8,20	41,0
V	8,85	9,68	48,4
VI	9,15	8,40	42,0
VII	9,38	7,88	39,4
VIII	9,53	7,58	37,9
IX	9,81	10,12	50,6
X	10,08	11,70	58,5
XI	10,21	7,10	35,5

Es sind zwei Optima zu beobachten. Das eine Wirkungsoptimum des urikolytischen Fermentes liegt bei p_H = 8,85, das zweite bei p_H = 10,00.

166. Prüfung der Aziditätsoptimumskurve des Harnsäureabbaues durch Leberextrakt.

Fermentmaterial. Kochsalzextrakt: 10,0 ccm = 1,0 g Trockenpulver.

Die Ansätze enthalten je 20 mg Harnsäure als Lithiumsalz gelöst. Sie werden mit n/10 HCl bzw. n/10 NaOH auf den gewünschten p_H gebracht und dann mit 10 ccm Boratpuffer des gleichen p_H versetzt. 10 ccm Leberextrakt werden hinzugegeben; mit Wasser wird auf 70 ccm aufgefüllt.

Temperatur 37°. Dauer der Spaltung 6 Stunden. Langsamer Sauerstoffstrom.

Behandlung der Abnahmen. Wie in der Methodik angegeben. Beispiel 2.

Ergebnisse.

Ansatz Nr.	p_H	Harnsäureabbau in %
I	7,5	35,12
II	8,20	39,4
III	8,87	47,4
IV	9,37	40,3
V	9,66	37,1
VI	10,00	53,6
VII	10,34	33,4
VIII	10,83	13,0

Es sind zwei Optima zu beobachten. Das eine Wirkungsoptimum des urikolytischen Fermentes liegt bei $p_H = 8{,}87$, das zweite bei $p_H = 10{,}00$.

28. Untersuchung, ob Harnsäureabbau beim zweiten p_H-Optimum fermentativen Ursprungs ist.

Ansatz. Mit Lebertrockenpulver bei $p_H = 8{,}85$. Siehe Methodik. Beispiel 1.

Temperatur 37°. Dauer der Spaltung 4 Stunden. Langsamer Sauerstoffstrom.

Nach 4 Stunden wird der Ansatz vom Leberpulver abfiltriert und zur Zerstörung des Fermentes aufgekocht. Hierauf wird in einem Meßkolben zu 100 ccm aufgefüllt.

10 ccm dieser Lösung werden enteiweißt und zur kolorimetrischen Messung verdünnt.

Vom Restansatz werden 50 ccm mit n/10 NaOH auf $p_H = 10{,}03$ gebracht und mit Wasser auf 60 ccm aufgefüllt. Diesen Ansatz läßt man bei 37° im Thermostaten unter gleichzeitigem Durchleiten von Sauerstoff weitere 20 Stunden stehen. Dann werden 10 ccm enteiweißt und zur Messung verdünnt (Methodik). Beispiel 3.

Ergebnis.

Spaltzeit	Harnsäureabbau in %
4 Std.	63,6
24 „	64,3

Der Versuch ergibt, daß die Spaltung unterbrochen wird, wenn das Ferment entfernt oder zerstört wird. Es ist also die Harnsäurespaltung bei dem zweiten p_H-Optimum 10,03 ebenfalls fermentativen Ursprungs.

164. Harnsäurespaltung durch Leberextrakt. Versuch über Verhältnis von Umsatz und Fermentmenge. $p_H = 8{,}85$.

Fermentmaterial. Kochsalzextrakt: 5,0 ccm = 0,5 g Trockenpulver.

Ansätze. I: 20 ccm Harnsäurelösung, enthaltend 20 mg Harnsäure + 10 ccm Boratpuffer ($p_H = 8{,}85$) + 5,0 ccm Extrakt + Wasser zu 70 ccm.

II: 20 ccm Harnsäurelösung, enthaltend 20 mg Harnsäure + 0,5 ccm n/10 NaOH + 10 ccm Boratpuffer ($p_H = 8{,}85$) + 10,0 ccm Extrakt + Wasser zu 70 ccm.

III: 20 ccm Harnsäurelösung, enthaltend 20 mg Harnsäure + 1,0 ccm n/10 NaOH + 10 ccm Boratpuffer ($p_H = 8{,}85$) + 15,0 ccm Extrakt + Wasser zu 70 ccm.

Temperatur 37°. Langsamer Sauerstoffstrom. Dauer des Versuchs 6 Stunden. Alle Stunden werden Abnahmen gemacht.

Behandlung der Abnahmen. Je 7 ccm werden nach *Folin* enteiweißt und zur kolorimetrischen Messung verdünnt.

Ergebnisse.

Spaltzeit	Harnsäureabbau in %		
	I	II	III
	5,0 ccm Extrakt	10,0 ccm Extrakt	15,0 ccm Extrakt
Std.	%	%	%
1	11,2	13,1	20,0
2	18,4	24,1	37,5
3	24,1	31,0	51,5
4	31,0	42,8	64,9
5	37,5	54,6	69,3
6	46,0	63,7	80,8

Analoger Versuch bei p_H 10,03.

Spaltzeit	Harnsäureabbau in %		
	I	II	III
	5,0 ccm Extrakt	10,0 ccm Extrakt	15,0 ccm Extrakt
Std.	%	%	%
1	8,7	12,7	20,0
2	29,1	43,1	64,1
3	42,6	81,0	83,0
4	58,6	85,4	87,1
5	67,8	86,3	87,8
6	77,8	89,3	100,0

129. Spaltversuch mit Harnsäurefermentfällung.

Fermentmaterial. Eluat II.

Ansätze. Siehe Methodik. Beispiel 3.

I: $p_H = 8{,}85$.
II: $p_H = 10{,}03$.

Beide Ansätze werden mit ein paar Tropfen konz. HCl zur Ausflockung der Harnsäure gebracht. Die Niederschläge werden abzentrifugiert, die Lösung wird abgegossen; die Rückstände werden in je 2,0 ccm n/10 NaOH aufgelöst. Diese beiden Lösungen werden mit n/10 HCl bzw. n/10 NaOH auf p_H = 8,85 bzw. 10,03 gebracht, mit dem entsprechenden, p_H-gleichen Boratpuffer versetzt und mit Wasser auf ein bestimmtes Volumen aufgefüllt.

Temperatur 37°. Dauer der Spaltung 24 Stunden. Langsamer Sauerstoffstrom.

Ergebnis.

p_H	Harnsäureabbau in %
8,85	41,2
10,03	75,0

29. Versuch über Einwirkung von Schwefelwasserstoff.

Fermentmaterial. Leberextrakt: 10,0 ccm entsprechen 0,3 mg Lebertrockenpulver.

Ansätze. Siehe Methodik. Beispiel 2.

I: p_H = 8,85: 10,0 ccm Extrakt.
II: p_H = 8,85: 10,0 „ Extrakt, der mit Schwefelwasserstoff gesättigt ist.
III: p_H = 8,85: 10,0 „ Extrakt, der mit Schwefelwasserstoff gesättigt und scharf zentrifugiert worden ist.
IV: p_H = 10,03: 10,0 „ Extrakt.
V: p_H = 10,03: 10,0 „ Extrakt, mit Schwefelwasserstoff gesättigt.
VI: p_H = 10,03: 10,0 „ Extrakt, mit Schwefelwasserstoff gesättigt und scharf zentrifugiert.

Temperatur 37°. Dauer des Versuchs 24 Stunden. Ohne Sauerstoff.

Behandlung der Abnahmen. Die Ansätze mit Schwefelwasserstoff werden durch einen Luftstrom von demselben befreit.

Ergebnis.

Ansatzform	Härnsäureabbau in %	
	p_H = 8,85	p_H = 10,03
Ohne Schwefelwasserstoff . . .	67,8	72,2
Mit „ . . .	35,5	39,4
„ „ und zentrifugiert	0,0	0,0

Es zeigt sich eine sehr starke Hemmung der urikolytischen Wirksamkeit durch Schwefelwasserstoff.

Fermentmaterial. Eluat II.

Ergebnis.

Ansatzform	Harnsäureabbau in %	
	$p_H = 8,85$	$p_H = 10,03$
Ohne Schwefelwasserstoff . . .	79,2	85,4
Mit „ . . .	31,1	37,5
„ „ und zentrifugiert	0,0	0,0

30. Versuch über Einwirkung von Natriumcyanid.

Fermentmaterial. Leberextrakt: 10,0 ccm entsprechen 0,3 mg Lebertrockenpulver.

Ansätze. Siehe Methodik. Beispiel 2.

I: p_H = 8,85: 10,0 ccm Extrakt.
II: p_H = 8,85: 10,0 „ „ + 100 mg Natriumcyanid.
III: p_H = 10,03: 10,0 „ „
IV: p_H = 10,03: 10,0 „ „ + 100 „ „

Temperatur 37°. Dauer des Versuchs 24 Stunden. Ohne Sauerstoff.

Behandlung der Abnahmen. Siehe Methodik. Beispiel 2.

Ergebnis.

Ansatzform	Harnsäureabbau in %	
	$p_H = 8,85$	$p_H = 10,03$
Ohne Natriumcyanid	67,8	72,2
Mit „	0,0	0,0

Natriumcyanid hebt die urikolytische Wirksamkeit vollkommen auf.

143. Versuch über Einwirkung von Natriumcyanid auf Eluat II.

Ansätze. Siehe Methodik. Beispiel 3.

I: p_H = 8,85: 10,0 ccm Eluat II.
II: p_H = 8,85: 10,0 „ „ + 100 mg Natriumcyanid.
III: p_H = 10,03: 10,0 „ „
IV: p_H = 10,03: 10,0 „ „ + 100 „ „

Temperatur 37°. Dauer des Versuchs 24 Stunden. Langsamer Sauerstoffstrom.

Behandlung der Abnahmen. Siehe Methodik. Beispiel 3.

Ergebnisse.

Ansatzform	Harnsäureabbau in %	
	$p_H = 8,85$	$p_H = 10,03$
Ohne Natriumcyanid	68,3	73,0
Mit „	0,0	0,0

Der Versuch zeigt völlige Hemmung des urikolytischen Abbaues durch Natriumcyanid.

110. Spaltversuch mit Leberextrakt in Gegenwart äquimolekularer Mengen Allantoin.

Leberextrakt. 10,0 ccm enthaltend 0,2 g Trockenpulver.

Harnsäurelösung. 20,0 ccm enthaltend 20,0 mg Harnsäure.

Allantoinlösung. 10,0 ccm enthaltend 18,81 mg Allantoin.

Ansätze. $p_H = 8{,}85$: 20,0 ccm Harnsäurelösung + 1,5 ccm n/10 HCl + 10,0 ccm Boratpuffer ($p_H = 8{,}85$).

I: + 10,0 ccm Extrakt.

II: + 10,0 ,, ,, + 10,0 ccm Allantoinlösung.

$p_H = 10{,}03$: 20,0 ccm Harnsäurelösung + 2,5 ccm n/10 NaOH + 10,0 ccm Boratpuffer ($p_H = 10{,}03$).

III: + 10,0 ccm Extrakt.

IV: + 10,0 ,, ,, + 10,0 ccm Allantoinlösung.

Alle vier Ansätze werden mit Wasser auf 70,0 ccm ergänzt.

Temperatur 37°. Dauer des Versuchs 24 Stunden. Langsamer Sauerstoffstrom.

Behandlung der Abnahmen. Siehe Methodik. Beispiel 2.

Ergebnisse.

Ansatzform	Harusäureabbau in %	
	$p_H = 8{,}85$	$p_H = 10{,}03$
Ohne Allantoin	44,5	57,5
Mit „	43,7	57,5

Allantoin in äquimolekularen Mengen hat keinen Einfluß auf die Urikolyse.

168. Spaltversuch in Gegenwart äquimolekularer Mengen Allantoin, Harnstoff und Oxalsäure. $p_H = 8{,}85$.

Fermentmaterial. Leberextrakt: 10 ccm 1,0 g Trockenpulver. *Lösung A*: 10 ccm, enthaltend 10 mg Oxalsäure + 8 mg Harnstoff + 8 mg Allantoin.

Die Mengen Oxalsäure, Harnstoff und Allantoin wurden so gewählt, wie die quantitative Aufarbeitung eines bei $p_H = 8{,}85$ vollkommen aufgespaltenen Ansatzes ergeben hatte.

Ansätze. I: 20 ccm Harnsäurelösung, enthaltend 20 mg Harnsäure + 10 ccm Boratpuffer + 10 ccm Extrakt + Wasser zu 70 ccm.

II: 20 ccm Harnsäurelösung, enthaltend 20 mg Harnsäure + 10 ccm Boratpuffer + 10 ccm Lösung A + 10 ccm Extrakt + Wasser zu 70 ccm.

Temperatur 37°. Dauer der Spaltung 6 Stunden. Langsamer Sauerstoffstrom.

Behandlung der Abnahmen Wie in der Methodik angegeben. Beispiel 2.

Ergebnis. Ansatz I: 51,2% Abbau

,, II: 50,6% ,,

Zusatz von Allantoin, Harnstoff und Oxalsäure in den Mengen, wie sie bei der quantitativen Aufarbeitung erhalten werden, wirken nicht auf den Harnsäureabbau ein.

172. Prüfung der Einwirkung urikolytischer Spaltprodukte bei $p_H = 8,85$ auf die Harnsäurebestimmung.

Ansätze.

Ia: 40 ccm Harnsäurelösung, enthaltend 40 mg Harnsäure + 10 ccm Boratpuffer ($p_H = 8,85$) + 10 ccm Extrakt (= 1,0 g Trockenpulver) + Wasser zu 70 ccm.

IIa: Wie Ansatz Ia.

IIIa: 40 ccm Wasser + 10 ccm Boratpuffer ($p_H = 8,85$) + 10 ccm Extrakt (= 1,0 g Trockenpulver) + Wasser zu 70 ccm.

IVa: Wie Ansatz IIIa.

Temperatur 37°. Dauer der völligen Aufspaltung 24 Stunden. Langsamer Sauerstoffstrom.

Ansatz Ia und IIIa werden 1/4 Stunde gekocht, um das Ferment abzutöten; darauf wird das verdampfte Wasser nachgefüllt, so daß das Endvolumen wieder 70 ccm beträgt. Ansatz IIa und IVa werden 1/2 Stunde gekocht zu demselben Zweck und ebenso auf 70 ccm nachgefüllt.

Ansätze.

I: 20 ccm Harnsäurelösung, enthaltend 20 mg Harnsäure + 5,0 ccm Boratpuffer ($p_H = 8,85$) + 35 ccm Ansatz Ia + Wasser zu 70 ccm.

II: 20 ccm Harnsäurelösung, enthaltend 20 mg Harnsäure + 5,0 ccm Boratpuffer ($p_H = 8,85$) + 35 ccm Ansatz IIa + Wasser zu 70 ccm.

III: 20 ccm Harnsäurelösung, enthaltend 20 mg Harnsäure + 5,0 ccm Boratpuffer ($p_H = 8,85$) + 35 ccm Ansatz IIIa + Wasser zu 70 ccm.

IV: 20 ccm Harnsäurelösung, enthaltend 20 mg Harnsäure + 5,0 ccm Boratpuffer ($p_H = 8,85$) + 35 ccm Ansatz IVa + Wasser zu 70 ccm.

Temperatur 37°. Dauer der Spaltung 24 Stunden. Langsamer Sauerstoffstrom.

Behandlung der Abnahmen. Die Ansätze werden nach *Folin* enteiweißt und zur Messung verdünnt (siehe Methodik). Beispiel 2.

Ergebnis. Bei allen vier Ansätzen werden 100% Harnsäure wiedergefunden; schon viertelstündiges Kochen hat das Ferment völlig abgetötet.

173. Spaltversuch in Gegenwart der Spaltprodukte.

Ansätze.

Ia und IIa: 40 ccm Harnsäurelösung, enthaltend 40 mg Harnsäure + 10 ccm Boratpuffer ($p_H = 8,85$) + 10 ccm Extrakt (= 1,0 g Trockenpulver) + Wasser zu 70 ccm.

IIIa und IVa: 40 ccm Harnsäurelösung, enthaltend 40 mg Harnsäure + 10 ccm Boratpuffer ($p_H = 10,03$) + 10 ccm Extrakt (= 1,0 g Trockenpulver) + Wasser zu 70 ccm.

Temperatur 37°. Dauer der völligen Aufspaltung 24 Stunden. Langsamer Sauerstoffstrom.

Ansatz Ia und IIIa werden 1/4 Stunde, Ansatz IIa und IVa 1/2 Stunde gekocht, um das Ferment abzutöten. Das verdampfte Wasser wird nachgefüllt, so daß zum Schluß das Volumen der vier Ansätze wieder je 70 ccm beträgt.

Ansätze.

I: 20 ccm Harnsäurelösung, enthaltend 20 mg Harnsäure + 10 ccm Boratpuffer ($p_H = 8,85$) + 5,0 ccm physiologische NaCl-Lösung + 10 ccm Leberextrakt (= 0,5 g Trockenpulver) + Wasser zu 70 ccm.

II: 20 ccm Harnsäurelösung (20 mg Harnsäure) + 5,0 ccm Boratpuffer ($p_H = 8,85$) + 10 ccm Extrakt (= 0,5 g Trockenpulver) + 35 ccm Ansatz Ia.

III: Wie Ansatz II, nur an Stelle von Ansatz Ia Ansatz IIa.

IV: 20 ccm Harnsäurelösung (20 mg Harnsäure) + 10 ccm Boratpuffer ($p_H = 10,03$) + 5,0 ccm physiologische NaCl-Lösung + 10 ccm Leberextrakt (= 0,5 g Trockenpulver) + Wasser zu 70 ccm.

V: 20 ccm Harnsäurelösung (20 mg Harnsäure) + 5,0 ccm Boratpuffer ($p_H = 10,03$) + 10 ccm Leberextrakt (= 0,5 g Trockenpulver) + 35 ccm Ansatz IIIa.

VI: Wie Ansatz V, nur an Stelle von Ansatz IIIa Ansatz IVa.

Temperatur 37°. Dauer der Spaltung 6 Stunden. Langsamer Sauerstoffstrom.

Ergebnisse.

Ansatzform	Harnsäureabbau in %	
	$p_H = 8,85$	$p_H = 10,03$
Ohne Spaltprodukt	78,6	85,3
Mit Spaltprodukt:		
Ansatz II und V	77,8	84,9
Ansatz III und VI	78,2	85,6

Der Versuch zeigt keine Hemmung durch die Spaltprodukte.

140. Spaltversuch mit 1%iger Kupfersulfatlösung.

Ansätze. Siehe Methodik. Beispiel 3.

I: $p_H = 8,85$ an Stelle von Ferment 10,0 ccm 1%iger $CuSO_4$-Lösung (100 mg $CuSO_4$).

II: $p_H = 10,03$ an Stelle von Ferment 10,0 ccm 1%iger $CuSO_4$-Lösung (100 mg $CuSO_4$).

Temperatur 37°. Dauer des Versuchs 24 Stunden. Langsamer Sauerstoffstrom.

Behandlung der Abnahmen. Siehe Methodik. Beispiel 3.

Ergebnis.

p_H	Harnsäureabbau in %
8,85	75,9
10,03	80,8

Der Versuch zeigt, daß Kupfersulfatlösung Harnsäure abbaut. Kupfersulfat stört die Methodik nicht.

144. Versuch über Harnsäureabbau durch Kupfersulfat bei $p_H = 8,85$.

Verhältnis von Umsatz und Spaltzeit mit und ohne Sauerstoff.

Ansätze. Siehe Methodik. Beispiel 3.

I: An Stelle von Ferment 10,0 ccm $CuSO_4$-Lösung (20 mg $CuSO_4$).

II: Wie Ansatz I.

Temperatur 37⁰. Ansatz I im Luftstrom, Ansatz II im Sauerstoffstrom. Dauer des Versuchs 1 Stunde. Abnahmen nach 20, 40 und 60 Minuten.

Ergebnis.

Spaltzeit Min.	Harnsäureabbau in % mit Luft	Harnsäureabbau in % mit Sauerstoff
20	25,9	28,5
40	42,9	44,5
60	50,0	50,3

142. Spaltversuch mit Ferrosulfat (1 %ig).

Ansätze. Siehe Methodik. Beispiel 3. An Stelle von Ferment 10,0 ccm 1 %ige Ferrosulfatlösung.

I: $p_H = 8,85$.
II: $p_H = 10,03$.

Temperatur 37⁰. Dauer des Versuchs 24 Stunden.

Ergebnis.

p_H	Harnsäureabbau in %
8,85	28,6
10,03	28,6

Die Methodik wird durch Ferrosulfat nicht gestört.

147. Spaltversuch mit Ferrocyankalium bei $p_H = 8,85$.

Ansatz. Siehe Methodik. Beispiel 3. An Stelle von Ferment 10,0 ccm 1 %ige Ferrocyankaliumlösung.

Der Ansatz wird umgeschüttelt und sofort eine Probe entnommen und zur Messung verdünnt.

Der Restansatz wird 24 Stunden bei 37⁰ unter gleichzeitigem Durchleiten von Sauerstoff aufbewahrt.

Ergebnis. 58,3 % Abbau.

Der Versuch zeigt Spaltung der Harnsäure. Die Methodik wird durch Ferrocyankalium nicht gestört.

98. Zweimalige Behandlung von wässerigem Leberextrakt bei $p_H = 4,0$ mit gereinigtem Edelkaolin, Kieselgur, Aluminiumhydroxyd und Tierkohle.

Untersuchung der Wirksamkeit der Restlösungen gegen Harnsäure bei $p_H = 8,85$ und 10,03.

Ausführung. Je 20,0 ccm Extrakt (10 ccm 0,85 %ig. NaCl-Lösung entsprechen 600 mg Leberpulver) werden mit 0,1 ccm Eisessig auf $p_H = 4,0$ gebracht. Hierzu werden je 1,0 g Edelkaolin bzw. 1,0 g Kieselgur bzw.

1,0 g Tierkohle bzw. 20,0 ccm einer Aluminiumhydroxydsuspension, die in diesen 1,0 g Aluminiumhydroxyd enthält (C γ nach *Willstätter*), gegeben. Nach 20 Minuten zentrifugiert man ab. Die Restlösungen werden noch einmal in gleicher Weise mit den Adsorbentien behandelt.

Die vereinigten Adsorbate werden mit etwas Leitfähigkeitswasser gewaschen und zentrifugiert. Mit den Restlösungen werden Spaltversuche angesetzt. Zum Ansatz (20 mg Harnsäure) werden 10 ccm der Restlösung angewandt.

Die Ergebnisse zeigt folgende Tabelle:

Harnsäureabbau in Prozenten durch 10 ccm Restlösung.

Adsorptionsmittel	Harnsäureabbau in % durch 10 ccm Restlösung	
	$p_H = 8,85$	$p_H = 10,03$
Kaolin	0,0	0,0
Aluminiumhydroxyd . . .	0,0	0,0
Kieselgur	54,0	63,0
Tierkohle	23,4	35,5

Der Versuch zeigt, daß von den untersuchten Adsorbentien Kaolin und Aluminiumhydroxyd die Urikase quantitativ adsorbieren.

70. Zweimalige Adsorption von Urikase an Kaolin und Elution mit n/10 Salzsäure.

Ausführung. 20 ccm Leberextrakt werden bei $p_H = 4,0$ mit 20 ccm Kaolinsuspension (2,2 g in 30 ccm Wasser) versetzt. Nach 20 Minuten wird abzentrifugiert. Die Restlösung wird in gleicher Weise noch einmal behandelt und zentrifugiert.

Die vereinigten Adsorbate werden mit Leitfähigkeitswasser gewaschen und zentrifugiert.

Darauf werden die Adsorbate mit 20 ccm n/10 HCl behandelt und zentrifugiert. Dasselbe wird noch einmal wiederholt. Mit dem so erhaltenen Eluat I werden Spaltversuche angesetzt.

Ansätze. Bei $p_H = 8,85$ und 10,03: siehe Methodik, Beispiel 3. Ferment: 10 ccm Eluat.

Temperatur 37°. Dauer des Versuchs 48 Stunden. Keine Sauerstoffdurchleitung.

Ergebnis:

p_H	Harnsäureabbau in %
8,85	33,3
10,03	37,5

79. Zweimalige Adsorption von Urikase an Kaolin und Elution mit n/100 und n/10 Essigsäure.

Ergebnis:

Eluens	Harnsäureabbau in %	
	$p_H = 8,85$	$p_H = 10,03$
n/10 Essigsäure	7,0	24,1
n/100 Essigsäure	18,4	26,0

71. Zweimalige Adsorption von Urikase an Kaolin und Elution mit n/10 NaOH und n/100 NaOH.

Ausführung. Das durch zweimalige Adsorption von Leberextrakt an Kaolin erhaltene Adsorbat wird nach Waschen mit Leitfähigkeitswasser zweimal mit je n/10 NaOH bzw. mit n/100 NaOH eluiert.

Mit diesen Eluaten werden bei $p_H = 8,85$ und $p_H = 10,03$ Spaltversuche angesetzt.

Ansätze. Siehe Methodik, Beispiel 3. Ferment: 10 ccm Eluat. Keine Sauerstoffdurchleitung.

Temperatur 37°. Dauer des Versuchs 48 Stunden.

Behandlung der Abnahmen. Siehe Methodik. Beispiel 3.

Ergebnis:

Eluens	Harnsäureabbau in %	
	$p_H = 8,85$	$p_H = 10,03$
n/10 NaOH	25,9	28,5
n/100 NaOH	16,7	23,1

Elution mit 0,1%ig. primärer und sekundärer Phosphatlösung.

	Harnsäureabbau in %	
	$p_H = 8,85$	$p_H = 10,03$
1 %iges prim. Natriumphosphat	13,1	28,6
0,1%iges „ „	0,0	23,0
1 %iges sek. „	20,0	26,0
0,1%iges „ „	0,0	23,0

Anmerkung. Ein Kontrollversuch zeigt, daß primäres bzw. sekundäres Natriumphosphat in keiner Weise die Harnsäuremethodik beeinflußt.

100. Zweimalige Adsorption von Urikase an Kaolin und Elution mit n/100 Ammoniak. Elutionsvolumen und Zahl der Elutionen variiert. Spaltung in Sauerstoffatmosphäre.

Ausgangsextrakt. Wässeriger Leberextrakt, der innerhalb von 24 Stunden die in den Ansatz gegebene Harnsäure völlig aufspaltet.

10,0 ccm Extrakt entsprechen 2,0 g Trockenpulver.

Ausführung. Fünfmal je 20 ccm Extrakt werden mit je 2,0 g Edelkaolin behandelt und nach 20 Minuten zentrifugiert. Die Restlösungen werden mit der gleichen Menge Edelkaolin behandelt und in den gleichen Gläsern zentrifugiert. Alle Adsorbate werden mit etwas Leitfähigkeitswasser gewaschen.

Adsorbat 1 wird einmal mit 25,0 ccm n/100 Ammoniak
„ 2 „ zweimal „ je 12,0 „ n/100 „
„ 3 „ viermal „ „ 6,0 „ n/100 „
„ 4 „ fünfmal „ „ 5,0 „ n/100 „
„ 5 „ sechsmal „ „ 4,0 „ n/100 „ eluiert.

Mit den so gewonnenen Eluaten werden Spaltversuche bei $p_H = 8,85$ und bei $p_H = 10,03$ angestellt.

Ansätze. Siehe Methodik, Beispiel 3.

Temperatur 37°. Dauer des Versuchs 24 Stunden. Langsamer Sauerstoffstrom.

Behandlung der Abnahmen. Siehe Methodik. Beispiel 3.

Ergebnisse:

Adsorbens	Eluens	Harnsäureabbau in %	
		$p_H = 8{,}85$	$p_H = 10{,}03$
Kaolin	n/100 NH_3 1 mal à 25,0 ccm	57,5	60,4
„	n/100 NH_3 2 „ à 12,0 „	63,7	66,2
„	n/100 NH_3 4 „ à 6,0 „	66,2	69,3
„	n/100 NH_3 5 „ à 5,0 „	70,5	73,4
„	n/100 NH_3 6 „ à 4,0 „	79,6	82,9

105. Gewinnung eines Eluats II aus wässerigem Leberextrakt.

Ausführung. Es werden die in 1. gemachten Erfahrungen über die Elutionsform verwertet. Das durch zweimalige Adsorption von Leberextrakt an Edelkaolin erhaltene Adsorbat wird nach Waschen mit Leitfähigkeitswasser sechsmal mit n/100 Ammoniak eluiert. Das so erhaltene Eluat I wird mit Eisessig auf $p_H = 4{,}0$ gebracht und zweimal mit der gleichen Menge Edelkaolin wie zur Herstellung von Eluat I behandelt und zentrifugiert. Nach Waschen mit Leitfähigkeitswasser wird das Adsorbat II sechsmal mit n/100 Ammoniak eluiert. Mit dem so gewonnenen Eluat II werden bei $p_H = 8{,}85$ und bei $p_H = 10{,}03$ Spaltversuche angestellt.

Ansätze. Siehe Methodik, Beispiel 3. Ferment: 10 ccm Eluat.

Temperatur 37°. Dauer des Versuchs 24 Stunden. Langsamer Sauerstoffstrom.

Behandlung der Abnahmen. Siehe Methodik. Beispiel 3.

Ergebnis. Weder bei $p_H = 8{,}85$ noch bei $p_H = 10{,}03$ trat eine Harnsäurespaltung ein.

109. Gewinnung eines Eluats II aus wässerigem Leberextrakt. Adsorbat I mit Leitfähigkeitswasser gewaschen, Adsorbat II nicht.

Ansätze. Bei $p_H = 8{,}85$ und bei $p_H = 10{,}03$: siehe Methodik, Beispiel 3.

Temperatur 37°. Dauer des Versuchs 24 Stunden. Langsamer Sauerstoffstrom.

Ergebnis:

p_H	Harnsäureabbau in %
8,85	25,9
10,03	48,7

115. Gewinnung eines Eluats II aus wässerigem Leberextrakt. Adsorbat I und II nicht mit Leitfähigkeitswasser gewaschen.

Ausführung. Wie Versuch 105. Das Waschen mit Leitfähigkeitswasser unterbleibt.

Ansätze. Bei $p_H = 8{,}85$ und bei $p_H = 10{,}03$: siehe Methodik, Beispiel 3.

Temperatur 37°. Dauer des Versuchs 24 Stunden. Langsamer Sauerstoffstrom.

Behandlung der Abnahmen. Siehe Methodik. Beispiel 3.

Ergebnis:

p_H	Harnsäureabbau in %
8,85	56,6
10,03	75,6

122. Gewinnung eines Eluats II aus wässerigem Leberextrakt. Nach 48 Stunden Spaltzeit neues Eluat II zum Ansatz.

Ausführung. Wie Versuch 115.

Ansätze. Bei $p_H = 8,85$ und bei $p_H = 10,03$: siehe Methodik, Beispiel 3.

Temperatur 37°. Dauer des Versuchs 48 Stunden. Langsamer Sauerstoffstrom.

Nach 48 Stunden wird frisch dargestelltes Eluat zu den beiden Ansätzen gegeben und die Ansätze weitere 24 Stunden der Spaltung ausgesetzt.

Behandlung der Abnahmen. Siehe Methodik, Beispiel 3.

Ergebnis:

p_H	Harnsäureabbau in %
8,85	100,0
10,03	100,0

169. Versuch über Stabilität des Eluats II bei verschiedenem p_H.

Herstellung des Eluats II. Siehe 2. Das erhaltene Eluat II wird in sechs Teile geteilt und jeder dieser Teile auf ein bestimmtes p_H gebracht:

Teil I: 7,5 ccm n HCl; $p_H = 1,00$
„ II: 6,7 „ n HCl; $p_H = 2,00$
„ III: 5,0 „ n HCl; $p_H = 4,00$
„ IV: 3,3 „ n HCl; $p_H = 6,00$
„ V: 1,7 „ n HCl; $p_H = 8,00$
„ VI: 0,0 „ n HCl; $p_H = 10,00$

Diese sechs Fraktionen des Eluats II werden über Nacht (15 Stunden) bei Zimmertemperatur stehengelassen. Dabei zeigte sich folgendes:

Teil I und II: ganz leichte Trübung.
„ III „ IV: kleine flockige Fällung.
„ V: leichte Trübung.

Mit allen sechs Anteilen werden Spaltversuche bei $p_H = 8,85$ angestellt.

Ansätze. Siehe Methodik, Beispiel 3.

Temperatur 37°. Dauer des Versuchs 24 Stunden. Langsamer Sauerstoffstrom.

Behandlung der Abnahmen. Siehe Methodik. Beispiel 3.

Ergebnisse:

Ansatz	Eluat aufbewahrt bei p_H	Harnsäureabbau in % ($p_H = 8,85$)
I	1,0	73,1
II	2,0	64,9
III	4,0	62,5
IV	6,0	61,6
V	8,0	57,5
VI	10,0	28,5

Wie aus den Ergebnissen ersichtlich ist, ist das Eluat II in saurem Medium haltbarer als in alkalischem.

131. Eluat II durch konz. HCl angesäuert. Niederschlag und Lösung auf Urikase untersucht.

Herstellung des Eluats II. Siehe 2. Das Eluat II wird mit ein paar Tropfen konz. HCl angesäuert. Der entstehende Niederschlag wird abzentrifugiert. Mit der Restlösung und dem Niederschlag werden bei $p_H = 10,03$ Spaltversuche angestellt. Zu diesem Zwecke wird der Niederschlag durch n/10 NaOH in Lösung gebracht.

Ansätze. Siehe Methodik, Beispiel 3.

Temperatur 37°. Dauer des Versuchs 24 Stunden. Langsamer Sauerstoffstrom.

Ergebnis:

	Harnsäureabbau in %
Niederschlag .	0,0
Lösung . . .	46,0

Durch Ansäuern des Eluats II wird das Ferment im entsprechenden Niederschlag nicht mitgerissen.

170. Eluat II mit Aceton behandelt. Niederschlag auf Urikase untersucht.

Herstellung des Eluats II. Siehe 2. 30 ccm Eluat II werden mit der neunfachen Menge Aceton (270 ccm) versetzt, gut umgeschüttelt und über Nacht stehengelassen. Hierauf wird der gebildete kleine Niederschlag scharf abzentrifugiert und mit Äther getrocknet. Mit dem Rückstand wird ein Spaltversuch bei $p_H = 8,85$ angestellt.

Ansatz. Siehe Methodik, Beispiel 3.

Temperatur 37°. Dauer des Versuchs 24 Stunden. Langsamer Sauerstoffstrom.

Ergebnis. Es zeigt sich eine Spaltung von 36,5%. Daraus geht hervor, daß das Ferment durch Aceton fällbar ist.

132. Wirksamkeit von Leberextrakt.

Fermentmaterial. Leberextrakt: 10,0 ccm entsprechen 0,5 g Trockenpulver.

Ansätze. Bei $p_H = 8,85$ und $p_H = 10,03$: siehe Methodik, Beispiel 2. Für jeden Ansatz 5,0 ccm Extrakt verwendet.

Temperatur 37°. Dauer des Versuchs 24 Stunden. Langsamer Sauerstoffstrom.

Ergebnis:

p_H	Harnsäureabbau in %
8,85	50,0
10,03	60,0

5,0 ccm Leberextrakt spalten die Harnsäure bei p_H = 8,85 zu 50,0 %.

136. Bestimmung des organischen Rückstandes von Leberextrakt.

10,0 ccm Leberextrakt, 0,5 g Trockenpulver entsprechend, werden in einer Platinschale auf dem Wasserbad zum Trocknen gebracht. Gewicht 0,17 g. Der Rückstand wird bei 110° getrocknet und gewogen. Darauf wird derselbe verascht und gewogen. Die Gewichtsdifferenz ergibt den organischen Rückstand zu 0,1374 g.

Ergebnis. 5,0 ccm Extrakt = 73,7 mg organische Substanz spalten die Harnsäure bei p_H = 8,85 zu 50,0 %.

134. Wirksamkeit von Eluat II.

Ausgangsextrakt. Leberextrakt: 10,0 ccm entsprechen 0,5 g Trockenpulver.

Herstellung des Eluats II. Siehe 2.

Ansätze. Bei p_H = 8,85:

I: Mit 15 ccm Eluat II
II: „ 25 „ „
III: „ 30 „ „
IV: „ 35 „ „

Temperatur 37°. Dauer des Versuchs 24 Stunden. Langsamer Sauerstoffstrom.

Behandlung der Abnahmen. Siehe Methodik, Beispiel 3.

Ergebnis:

Menge Eluat II ccm	Harnsäureabbau in % (p_H = 8,85)
15	9,1
25	35,5
30	44,5
35	50,0

35,0 ccm Eluat II spalten die Harnsäure bei p_H = 8,85 zu 50 %.

137. Bestimmung des organischen Rückstandes von Eluat II.

100 ccm des in Versuch 134 verwendeten Eluats II werden in einer Platinschale auf dem Wasserbad zur Trockne gebracht und bei 110° getrocknet. Der Rückstand wird gewogen, verascht und wieder gewogen. Die Gewichtsdifferenz ergibt den organischen Rückstand. Organische Substanz 0,0018 g.

100 ccm Eluat II ergeben 1,8 mg organische Substanz.

Ergebnis. 35,0 ccm Eluat II = 0,63 mg organische Substanz spalten die Harnsäure bei p_H = 8,85 zu 50,0 %.

Reinheitsgrad. Der Leberextrakt wurde in bezug auf den organischen Rückstand 117fach gereinigt.

152. Versuch zur quantitativen Bestimmung der durch Abbau der Harnsäure durch Urikase bei p_H = 8,85 gebildeten Endprodukte. Aufspaltung von 1,0 g Harnsäure durch Eluat II.

Gesamtrückstand	3,5284 g	
Alkohollösliche Substanz I	1,1694 g	= 33,1 %
Ätherlösliche Substanz II	0,0014 g	
Wasserlösliche Substanz III	2,3040 g	= 65,2 %
Unlöslicher Rückstand IV	0,0958 g	= 2,6 %

Alkohollösliche Substanz I. Die alkohollösliche Substanz wird auf dem Wasserbad in destilliertem Wasser gelöst und auf 250 ccm aufgefüllt.

2,0 ccm dieser Lösung werden zur C-Bestimmung zur Analyse verwandt. Gesamt-C-Gehalt: *157,5 mg C.*

60 ccm dieser Lösung werden mit 5,0 ccm Eisessig angesäuert und zur Fällung des Chlors mit 15 ccm $AgNO_3$ (10 %ige Lösung) versetzt. Nach 24 Stunden wird abfiltriert und das Filtrat vom Silberüberschuß durch H_2S befreit und eingeengt. Hierauf wird das Filtrat mit $CaCO_3$ neutralisiert und mit 100,0 ccm Allantoinreagens versetzt. Die Fällung wird über Nacht stehengelassen, abfiltriert und das Filtrat auf 200 ccm aufgefüllt.

Zweimal je 50 ccm werden mit Eisenammoniakalaun versetzt und mit 0,1 n NH_4SCN titriert.

Die alkohollösliche Substanz enthält insgesamt 0,3997 g Allantoin = *122,4 mg C.*

Weitere 60 ccm der gleichen Lösung werden mit 10 ccm Eisessig angesäuert und mit Überschuß einer 10 %igen methylalkoholischen Lösung von Xanthydrol versetzt. Nach 24 Stunden wird der Niederschlag durch einen *Gooch*-Tiegel abgesaugt, mit 95 %igem Alkohol gewaschen, bei 100° im Trockenschrank getrocknet und gewogen: 0,2234 g Dixanthylharnstoff.

Die alkohollösliche Substanz enthält demnach insgesamt 0,1330 g Harnstoff = *26,6 mg C.* Die Alkoholfraktion enthält 122,4 mg C als Allantoin und 26,6 mg C als Harnstoff. *Summe: 149,0 mg C.*

Wasserlösliche Substanz III. Die wasserlösliche Substanz III wird auf dem Wasserbad in destilliertem Wasser gelöst, schwach ammoniakalisch gemacht und mit einer 10 %igen $CaCl_2$-Lösung versetzt. Nach 24 Stunden wird der Niederschlag abzentrifugiert, gut ausgewaschen, in verdünnter HCl gelöst und auf 50 ccm aufgefüllt.

2,0 ccm dieser Lösung werden zur C-Bestimmung zur Analyse gegeben. Gesamt-C-Gehalt: *88,2 mg C.*

Der Lösungsrest (48 ccm) wird eingeengt und darauf viermal mit je 10,0 ccm absolutem Äther extrahiert. Die vereinigten Ätherextrakte werden mit geglühtem Natriumsulfat getrocknet, der Äther wird auf dem Wasserbad zum Verdunsten gebracht und der Rückstand gewogen: 0,4445 g Oxalsäure.

Die wasserlösliche Substanz enthält demnach insgesamt 0,4630 g Oxalsäure = *88,1 mg C.*

Das Filtrat der Calciumfällung + Waschwasser wird eingeengt und dann auf 50 ccm aufgefüllt.

2,0 ccm dieser Lösung werden zur C-Bestimmung zur Analyse gegeben. Gesamt-C-Gehalt: *55,5 mg C.*

Die Restlösung wird mit 1,0 ccm konz. HCl versetzt und über Nacht stehengelassen.

Dann wird die Säure mit $NaOH$ abgestumpft und die Lösung auf 50 ccm aufgefüllt.

1,0 ccm dieser Lösung wird mit Eisessig angesäuert und mit Xanthydrol gefällt. Nach 24 Stunden wird der Niederschlag im *Gooch*-Tiegel abgesaugt, bei 100° im Trockenschrank getrocknet und gewogen: 0,0346 g Dixanthylharnstoff.

Die wasserlösliche Substanz enthält demnach insgesamt 0,2682 g Harnstoff = *53,6 mg C.*

Ergebnis. In den Ansatz wurden gegeben 1,0 g Harnsäure = 357,0 mg C. Durch C-Bestimmung wurden erfaßt 301,0 mg C = 84,4 % C. Wiedergefunden wurden als

Oxalsäure (0,4630 g)	= 88,1 mg C	= 24,5 % C
Harnstoff (0,2682 g) (durch Ansäuern) . .	= 53,6 „ C	= 15,5 % C
Allantoin (0,3997 g)	= 122,4 „ C	= 34,4 % C
Harnstoff (0,1330 g)	= 26,6 „ C	= 7,4 % C
Summe:	290,7 mg C	= 81,8 % C

Eine zweimalige Wiederholung der quantitativen Bestimmung der durch Abbau der Harnsäure durch Urikase bei p_H = 8,85 gebildeten Endprodukte zeigt folgende Ergebnisse:

Versuch 154.

In den Ansatz gegeben 1,0 g Harnsäure = 357,0 mg C. Gesamtrückstand 3,6540 g.

Alkohollösliche Substanz I	0,9354 g	= 25,5 %
Wasserlösliche Substanz II	2,5568 g	= 69,9 %
Unlöslicher Rückstand III	0,1154 g	= 3,1 %

Wiedergefunden wurden als

Oxalsäure (0,4620 g)	= 88,0 mg C	= 24,5 % C
Harnstoff (0,2680 g) (durch Ansäuern) . .	= 53,6 „ C	= 15,5 % C
Allantoin (0,4033 g)	= 122,5 „ C	= 34,4 % C
Harnstoff (0,1415 g)	= 28,3 „ C	= 7,8 % C
Summe:	292,4 mg C	= 82,2 % C

Versuch 155.

In den Ansatz gegeben 1,0 g Harnsäure = 357,0 mg C. Gesamtrückstand 3,8740 g.

Alkohollösliche Substanz I	0,9584 g	= 26,7 %
Wasserlösliche Substanz II	2,4846 g	= 69,3 %
Unlöslicher Rückstand III.	0,1098 g	= 3,1 %

Wiedergefunden wurden als

Oxalsäure (0,4625 g)	= 88,1 mg C	= 24,5 % C
Harnstoff (0,2685 g) (durch Ansäuern) . .	= 53,7 „ C	= 15,6 % C
Allantoin (0,3699 g)	= 122,4 „ C	= 34,4 % C
Harnstoff (0,1446 g)	= 28,9 „ C	= 8,1 % C
Summe:	293,1 mg C	= 82,6 % C

151. Versuch zur quantitativen Bestimmung der durch Abbau der Harnsäure durch Urikase bei p_H = 10,03 gebildeten Endprodukte. Aufspaltung von 1,0 g Harnsäure durch Eluat II.

Ansatz. 1000 ccm Harnsäurelösung (1,0 g Harnsäure gelöst als Natriumurat) + 100 ccm n/10 NaOH + 500 ccm Eluat II + Wasser zu 3500 ccm. Temperatur 37°. Dauer des Versuchs 72 Stunden. Langsamer Sauerstoffstrom.

Nach	2 Stunden	+ 15 ccm	n/10 NaOH
,,	4 ,,	+ 15 ,,	n/10 NaOH
,,	6 ,,	+ 15 ,,	n/10 NaOH
,,	20 ,,	+ 50 ,,	n/10 NaOH
,,	24 ,,	+ 15 ,,	n/10 NaOH
,,	42 ,,	+ 40 ,,	n/10 NaOH

Nach 48 Stunden werden 500 ccm frisches Eluat II hinzugegeben.

Aufarbeitung des Ansatzes. Siehe Versuch 152.

Gesamtrückstand	3,8620 g	
Alkohollösliche Substanz I	0,9120 g	= 23,1 %
Wasserlösliche Substanz II	2,0700 g	= 71,7 %
Unlöslicher Rückstand III.	0,1386 g	= 3,3 %

In den Ansatz gegeben 1,0 g Harnsäure = 357,0 mg C. Durch C-Bestimmung wurden erfaßt 309,8 mg C = 86,8 % C. Wiedergefunden wurden als

Oxalsäure (0,4462 g) . . . . =	85,0 mg C	= 23,6 % C
(durch Mikroanalyse 85,3 mg C)		
Harnstoff (0,2175 g) (durch Ansäuern) . . =	43,5 ,, C	= 12,1 % C
(durch Mikroanalyse 47,0 mg C)		
Allantoin (0,5050 g) . . . . =	153,3 ,, C	= 42,7 % C
Harnstoff (0,1138 g) . . . . =	22,8 ,, C	= 6,4 % C
(durch Mikroanalyse Allantoin + Harnstoff 177,5 mg C)		
Summe:	304,8 mg C	= 84,8 % C

Eine Wiederholung des Versuchs ergab folgendes:

Versuch 153.

In den Ansatz gegeben 1,0 g Harnsäure = 357,0 mg C. Gesamtrückstand 3,9592 g.

Alkohollösliche Substanz I	0,9990 g	= 25,2 %
Wasserlösliche Substanz II	2,7004 g	= 68,2 %
Unlöslicher Rückstand III.	0,2386 g	= 6,0 %

Wiedergefunden wurden als

Oxalsäure (0,4460 g) . . . . =	85,0 mg C	= 23,6 % C
Harnstoff (0,2170 g) (durch Ansäuern) . . =	43,5 ,, C	= 12,0 % C
Allantoin (0,5067 g) . . . . =	153,8 ,, C	= 42,8 % C
Harnstoff (0,1140 g) . . . . =	22,8 ,, C	= 6,4 % C
Summe:	305,4 mg C	= 84,8 % C

156. Versuch zur quantitativen Bestimmung der durch Abbau der Harnsäure durch Urikase bei $p_H = 7,0$ gebildeten Endprodukte. Aufspaltung von 1,0 g Harnsäure durch Eluat II.

Ansatz. 1000 ccm Harnsäurelösung (1,0 g Harnsäure gelöst als Natriumurat) + 100 ccm n/10 HCl + 500 ccm Eluat II + Wasser zu 3500 ccm. Temperatur 37°. Dauer des Versuchs 72 Stunden. Langsamer Sauerstoffstrom.

Nach	2	Stunden	+ 10,0	ccm	n/10 NaOH
,,	4	,,	+ 10,0	,,	n/10 NaOH
,,	6	,,	+ 10,0	,,	n/10 NaOH
,,	20	,,	+ 60,5	,,	n/10 NaOH
,,	24	,,	+ 10,0	,,	n/10 NaOH
,,	42	,,	+ 5,0	,,	n/10 NaOH

Nach 48 Stunden werden weitere 500 ccm frisches Eluat II hinzugegeben.

Aufarbeitung des Ansatzes. Siehe Versuch 152.

Gesamtrückstand	3,7620 g	
Alkohollösliche Substanz I	1,0190 g	= 27,1 %
Wasserlösliche Substanz II	2,6278 g	= 69,8 %
Unlöslicher Rückstand III.	0,0968 g	= 2,5 %

In den Ansatz gegeben 1,0 g Harnsäure = 357,0 mg C. Durch C-Bestimmung wurden erfaßt 307,2 mg C = 86,0 %. Wiedergefunden wurden als

Oxalsäure (0,4935 g)	= 94,0 mg C	= 26,2 % C
(durch Mikroanalyse 94,2 mg C)		
Harnstoff (0,3035 g) (durch Ansäuern) . .	= 60,7 ,, C	= 16,8 % C
(durch Mikroanalyse 62,0 mg C)		
Allantoin (0,3966 g)	= 120,4 ,, C	= 33,5 % C
Harnstoff (0,1400 g)	= 28,0 ,, C	= 7,8 % C
(durch Mikroanalyse Allantoin + Harnstoff 150,0 mg C)		
Summe:	302,9 mg C	= 84,3 % C

Eine Wiederholung des Versuchs ergab folgende Resultate: In den Ansatz gegeben 1,0 g Harnsäure = 357,0 mg C. Gesamtrückstand 3,5468 g.

Alkohollösliche Substanz I	0,9968 g	= 28,1 %
Wasserlösliche Substanz II	2,4004 g	= 67,7 %
Unlöslicher Rückstand III.	0,1110 g	= 3,1 %

Wiedergefunden wurden als

Oxalsäure (0,4930 g)	= 93,8 mg C	= 26,1 % C
Harnstoff (0,3038 g) (durch Ansäuern) . .	= 60,8 ,, C	= 16,9 % C
Allantoin (0,3960 g)	= 120,4 ,, C	= 33,5 % C
Harnstoff (0,1396 g)	= 27,9 ,, C	= 7,7 % C
Summe:	302,9 mg C	= 84,2 % C

157. *Bestimmung der während des Abbaues der Harnsäure bei $p_H = 8,85$ frei werdenden Kohlensäure.*

Ansätze.

I: 100 ccm Harnsäurelösung (= 100 mg Harnsäure) + 5,0 ccm n/10 NaOH + 50,0 ccm Boratpuffer ($p_H = 8,85$) + 25,0 ccm Leberextrakt (= 2,5 g Lebertrockenpulver) + Wasser zu 350 ccm.

II: Wie I. nur mit abgekochtem Ferment.

Durch den Ansatz wird langsam Sauerstoff geleitet, der einer Sauerstoffbombe entnommen und mit Barytlauge gewaschen wird. Die sich entwickelnde Kohlensäure wird in zwei hintereinander geschalteten Kaliapparaten zur Adsorption gebracht. Die Kaliapparate werden vor Beginn des Versuchs gewogen. Der Ansatz selbst wird im Thermostaten auf einer Temperatur von 37° gehalten.

Nach 24 Stunden werden beide Kaliapparate gewogen. Die Differenz zwischen erster und dieser Wägung ergibt die Menge gebildeter Kohlensäure.

Hierauf wird der Ansatz mit 25 %iger HCl (20,0 ccm) stark angesäuert und wieder einige Stunden Sauerstoff hindurchgeleitet. Die durch das Ansäuern frei werdende Kohlensäure wird in denselben Kaliapparaten absorbiert und zur Wägung gebracht.

Ergebnisse:

Mit Ferment	Mit abgekochtem Ferment
Vor Ansäuern.	
0,0210 g CO_2	0,0030 g CO_2
Nach Ansäuern.	
0,0090 g CO_2	0,000 g CO_2

Insgesamt werden frei: 27,0 mg CO_2 = 7,36 mg C = 20,5 % C.

Eine Wiederholung zeigt folgende Ergebnisse:

Mit Ferment	Mit abgekochtem Ferment
Vor Ansäuern.	
0,0208 g CO_2	0,0031 g CO_2
Nach Ansäuern.	
0,0091 g CO_2	0,000 g CO_2

Insgesamt werden frei: 26,8 mg CO_2 = 7,31 mg C = 20,4 % C.

159. *Bestimmung der während des Abbaues der Harnsäure bei $p_H = 10,03$ frei werdenden Kohlensäure.*

Ansätze.

I: 100 ccm Harnsäurelösung (= 100 mg Harnsäure) + 15,0 ccm n/10 NaOH + 50,0 ccm Boratpuffer ($p_H = 10,03$) + 25,0 ccm Leberextrakt (= 2,5 g Trockenpulver) + Wasser zu 350 ccm.

II: Wie I. nur mit abgekochtem Ferment.

Ausführung des Versuchs. Siehe Versuch 157.

Ergebnisse:

Mit Ferment	Mit abgekochtem Ferment
Vor Ansäuern.	
0,0260 g CO_2	0,0030 g CO_2
Nach Ansäuern.	
0,0050 g CO_2	0,000 g CO_2

Insgesamt werden frei: 28,0 mg CO_2 = 7,63 mg C = 21,3 % C.

Eine Wiederholung des Versuchs ergibt folgendes:

Mit Ferment	Mit abgekochtem Ferment
Vor Ansäuern.	
0,0259 g CO_2	0,0031 g CO_2
Nach Ansäuern.	
0,0050 g CO_2	0,000 g CO_2

Insgesamt werden frei: 27,8 mg CO_2 = 7,58 mg C = 21,2 % C.

161. Bestimmung der während des Abbaues der Harnsäure bei $p_H = 7,0$ frei werdenden Kohlensäure.

Ansätze.

I: 100 ccm Harnsäurelösung (= 100 mg Harnsäure) + 50,0 ccm Boratpuffer ($p_H = 7,0$) + 25,0 ccm Schweineleberextrakt (= 2,5 g Trockenpulver) + Wasser zu 350 ccm.

II: Wie I. nur mit abgekochtem Extrakt.

Ausführung des Versuchs. Siehe Versuch 157.

Ergebnisse:

Mit Ferment	Mit abgekochtem Ferment
Vor Ansäuern.	
0,0199 g CO_2	0,0031 g CO_2
Nach Ansäuern.	
0,0092 g CO_2	0,000 g CO_2

Insgesamt werden frei: 26,0 mg CO_2 = 7,09 mg C = 19,8 % C.

179. Untersuchung über den Harnstoff in der wasserlöslichen Fraktion.

Ansatz. Es wird ein Ansatz hergestellt, der alle Bestandteile enthält, die nach der Neutralisation eines vollkommen aufgespaltenen Ansatzes vorhanden sind. Lauge, Säure, Spaltprodukte, wie sie durch Bestimmung festgestellt wurde.

$p_H = 8{,}85$. 0,4620 g Oxalsäure + 0,4095 g Harnstoff + 0,4033 g Allantoin + 113 ccm n/10 NaOH + 1000 ccm n/100 NH_3 + 170 ccm n/10 HCl + Wasser zu 1500 ccm.

Aufarbeitung. Die Lösung wird im Vakuum zur Trockne gebracht und der Rückstand 2 Tage im *Soxhlet*-Apparat mit absolutem Alkohol extrahiert.

Der in Alkohol unlösliche Teil wird in Wasser gelöst.

Diese Lösung gibt in essigsaurem Medium keine Fällung mit Xanthydrol. In Gegenwart von Salzsäure trat eine Fällung von Xanthydrol zutage.

Ein Teil der Lösung wird schwach ammoniakalisch gemacht und die Oxalsäure mit Bariumchlorid quantitativ gefällt.

Das Filtrat reagiert in gleicher Weise wie soeben mit Xanthydrol. Desgleichen auch nach Entfernung des Bariumüberschusses.

Ergebnis. Der Versuch zeigt, daß ein Teil des Harnstoffs alkohol-unlöslich wurde und auch erst nach Ansäuern mit Mineralsäure mit Xanthydrol nachweisbar.

Der Harnstoff muß also in lose Verbindung getreten sein mit Oxalsäure und anorganischen Salzen.

180. Untersuchung über Harnstoff-Oxalatverbindungen.

Bei allen drei untersuchten p_H beträgt das Verhältnis von Oxalsäure und Harnstoff im wasserlöslichen Anteil etwa 1 Mol Oxalsäure auf 1 Mol Harnstoff.

Es werden folgende Lösungen hergestellt: Harnstofflösung: 5,0 ccm enthalten 0,5 g Harnstoff. Natriumoxalat: 5,0 ccm enthalten 0,5 g Natriumoxalat. Natriumchlorid: 5,0 ccm enthalten 0,5 g Natriumchlorid.

Ansätze.

I: 10,0 ccm Harnstofflösung + 20,0 ccm Natriumoxalatlösung, Harnstoff : Natriumoxalat = 1 : 1.

II: 10,0 ccm Harnstofflösung + 20,0 ccm Natriumoxalatlösung + 10,0 ccm Natriumchloridlösung. Harnstoff : Natriumoxalat : Natriumchlorid = 1 : 1 : 1.

III: 10,0 ccm Harnstofflösung + 10,0 ccm Natriumchlorid.

Die Ansätze werden auf dem Wasserbad zur Trockne gedampft.

Die Trockenrückstände werden in der Wärme mit absolutem Alkohol im *Soxhlet* extrahiert.

Es findet keine Lösung der Rückstände von I und II im Alkohol statt.

Die Rückstände werden in Wasser gelöst. Die Lösungen geben in essigsaurem Medium mit Xanthydrol keine Fällung.

Wird die Xanthydrolprobe in Gegenwart von Salzsäure angestellt, so fällt ein dicker Niederschlag aus.

Dieselbe Erscheinung tritt auf, wenn man die Oxalsäure mit Bariumchlorid entfernt.

Auch nach dem Entfernen des Bariumüberschusses erzielt man das gleiche Ergebnis.

Ergebnis. Durch diesen Versuch ist festgestellt worden, daß Harnstoff mit Natriumoxalat allein als auch in Gegenwart von Natriumchlorid eine lose Verbindung eingegangen ist, die alkoholunlöslich ist. Harnstoff gibt mit NaCl eine Verbindung, die in essigsaurem Milieu keine Xanthydrolreaktion zeigt.

175. Versuch, der feststellen soll, ob bei urikolytischer Spaltung der Harnsäure Ammoniak frei wird.

Ansätze. $p_H = 8{,}85$.

I: 100 ccm Harnsäurelösung (100 mg Harnsäure) + 50 ccm Boratpuffer ($p_H = 8{,}85$) + 50 ccm Leberextrakt (= 5,0 g Trockenpulver).

II: Wie Ansatz I.

III: Wie Ansatz I, nur ohne Harnsäure.

Temperatur 37°. Dauer der völligen Aufspaltung 24 Stunden. Langsamer Sauerstoffstrom.

Die Reaktionsgefäße sind mit Gefäßen verbunden, in denen sich je 20 ccm n/10 Schwefelsäure befinden, um das sich unter Umständen abspaltende Ammoniak aufzufangen und titrimetrisch zu bestimmen.

20,0 ccm n/10 Schwefelsäure verbrauchen 20,05 ccm n/10 Natronlauge.

Vorlage	I	verbraucht	20,0 ccm	n/10 NaOH
,,	II	,,	20,1 ,,	n/10 NaOH
,,	III	,,	20,0 ,,	n/10 NaOH

Ergebnis. Beim urikolytischen Abbau der Harnsäure wird kein Ammoniak frei.

176. Versuch, ob urikolytisches Ferment Allantoin weiter spaltet.

Ansatz. 0,2 g Allantoin, gelöst in 50 ccm Wasser + 10 ccm Boratpuffer ($p_H = 8{,}85$) + 10 ccm Leberextrakt (= 1,0 g Trockenpulver) + Wasser zu 70 ccm.

Temperatur 37°. Spaltzeit 24 Stunden. Langsamer Sauerstoffstrom.

Behandlung der Abnahme. 35 ccm des Ansatzes werden mit 5,0 ccm Eisessig angesäuert und zur Fällung des Chlors mit einer 10 %igen Silbernitratlösung versetzt (0,2 ccm). Der Niederschlag wird abfiltriert und gut ausgewaschen. Das Filtrat wird mit Schwefelwasserstoff von überschüssigem Silber befreit, eingeengt, mit Calciumcarbonat neutralisiert und hierauf mit 100 ccm Allantoinreagens versetzt. Der Niederschlag wird abfiltriert und ausgewaschen. Das Filtrat wird eingeengt und dann auf 100 ccm aufgefüllt.

Zweimal je 50 ccm werden mit 10 ccm Eisenammoniakalaun versetzt, mit verdünnter Schwefelsäure entfärbt und mit n/10 Rhodanammonium bis zur gelben Farbe titriert.

Die Titration ergibt 0,20056 g Allantoin.

Ergebnis. Es wird die in den Ansatz gegebene Allantoinmenge nach 24 Stunden Spaltzeit wiedergefunden.

Das urikolytische Ferment baut also Allantoin nicht weiter ab.

181. Versuch, ob urikolytisches Ferment auf Carbonyldiharnstoff einwirkt.

Ansatz. 30 mg Carbonyldiharnstoff + 10,0 ccm Boratpuffer ($p_H = 8{,}85$) + 10,0 ccm Eluat II + Wasser zu 70 ccm.

Temperatur 37°. Dauer des Versuchs 24 Stunden. Langsamer Sauerstoffstrom.

Nach Beendigung des Versuchs wird die in den Ansatz gegebene Menge Carbonyldiharnstoff durch Einengen des Ansatzes wiedererhalten und durch Schmelzpunkt (231°) unter Zersetzung und durch schwache Biuretreaktion identifiziert.

Ergebnis. Carbonyldiharnstoff wird durch urikolytisches Ferment nicht angegriffen.

182. Versuch über Zerfall von Oxalursäure in alkalischer Lösung.

Ansatz. 0,5 g Oxalursäure + 40,0 ccm n/10 NaOH + 10,0 ccm Boratpuffer (p_H = 8,85) + Wasser zu 70 ccm.

Temperatur 37°. Dauer des Versuchs 24 Stunden. Langsamer Sauerstoffstrom.

Nach 24 Stunden war die gesamte Oxalursäure in Lösung gegangen. Die Lösung zeigte in Gegenwart von HCl mit Xanthydrol Harnstoffällung und mit Calciumchlorid Oxalsäurefällung.

Ergebnis. Die Oxalursäure zerfällt unter dem Einfluß von OH-Ionen in Oxalsäure und Harnstoff.

E. Zusammenfassung.

1. Das Vorkommen der Urikase wird in tierischen und menschlichen Organen geprüft. Von den Organen des Schweines enthalten Schweineleber, Milz, Niere, Pankreas, Galle Urikase; Insulin zeigte sich urikasefrei. Pferdeleucocyten enthalten ebenfalls etwas geringere Urikasemengen.

Menschliche Organe dagegen zeigten sich stets urikasefrei. Es wurden Trockenpulver aus Menschenleber ohne und in Kombinationen mit menschlichem Blut oder Serum geprüft. Auch Leber vom Föt wurde untersucht, ebenso wie verschieden (sauer und alkalisch) bereitete Extrakte aus Menschenleber. Des weiteren wurden Trockenpulver aus Milz, Niere, Gelenkknorpel, sowie Mischungen von Leber und Milz und Leber und Niere, sowie Extrakte aus Milz, Pankreas und Muskelgewebe untersucht. Ebenso wurden auch Galle, Blut und Leucocytenaufschwemmungen geprüft. Alle untersuchten Präparate aus menschlichen Geweben ließen jede Urikasewirkung vermissen.

2. Die Oxydation der Harnsäure erfolgt nicht bei Sauerstoffabschluß und wird durch O_2-Durchströmung beschleunigt. Die Aziditätsoptimumskurve zeigt zwei Optima bei 8,85 und etwa 10,0. Auch das zweite Optimum ist fermentativ und nicht durch Alkaliwirkung bedingt. Die Kinetik der Urikase wird verfolgt. Die Substratumsätze sind nicht proportional der Fermentmenge. Sie folgen in guter Übereinstimmung der *Schütz*schen Regel. Der Reaktionsverlauf entspricht formal der molekularen Reaktion. Das Ferment geht mit der Harnsäure eine Verbindung ein, die durch Säure ausfällbar ist.

3. Die Fermentwirkung ist durch Zusatz von H_2S zur Fermentlösung zu schwächen. Bei Abzentrifugierung der geringen H_2S-Fällung

geht die Fermentwirkung in Organextrakten völlig verloren, ebenso wie bei Zusatz von Natriumcyanid. Dies spricht für die Auffassung der Fermentwirkung als einer Katalyse durch Schwermetallverbindungen.

Die Urikolyse ist durch Spaltprodukte nicht hemmbar, und zwar weder durch Allantoin in äquimolekularer Menge, noch durch die in Abschnitt C ermittelten Endprodukte der Spaltung (d. h. Allantoin, Oxalsäure und Harnstoff), noch durch die Spaltprodukte, die unmittelbar nach Aufspaltung im Ansatz vorhanden sind.

4. Es lassen sich Harnsäurespaltungen auch durch Schwermetallionen erzielen. Durch geeignete Mengen Kupferionen läßt sich eine Kupferkatalyse der Harnsäureoxydation über einen bestimmten Zeitraum kinetisch darstellen. Die Spaltung wird durch Sauerstoff nicht beschleunigt. Ebenso lassen sich Spaltungen mit Ferrosulfat und Ferrocyankalium durchführen.

5. Das Adsorptionsverhalten der Urikase in wässerigen Extrakten aus Schweineleber wird untersucht. Es werden Adsorptionen an Edelkaolin, Kieselgur, Aluminiumhydroxyd und Tierkohle geprüft. Eine Adsorption bei $p_H = 4{,}0$ erfolgt quantitativ durch zweimalige Behandlung der Extrakte mit Edelkaolin und Aluminiumhydroxyd, nur zum Teil aber mit Kieselgur und Tierkohle.

6. Die Eluierbarkeit der Urikase aus Kaolinadsorbaten wird mit Säuren (n/10 Salzsäure, n/100 und n/10 Essigsäure), Basen (n/10 und n/100 NaOH, n/100 Ammoniak) sowie mit Salzlösungen (0,1 %ige und 1 %ige primäre und sekundäre Natriumphosphatlösungen) geprüft. Eine Elution der Urikase aus Kaolinadsorbaten ist mit allen Elutionsmitteln möglich.

7. Die Elution der Urikase aus Aluminiumhydroxydadsorbaten wird mit n/100 Ammoniak und 1 %igen primären und sekundären Natriumphosphatlösungen geprüft. Eine Elution ist in annähernd gleicher Weise wie bei 6. durchführbar.

8. Die Elution von Urikase aus Kaolinadsorbaten aus glycerinigen Extrakten wird mit n/100 Ammoniak und 1 %igen Lösungen von primären und sekundären Natriumphosphatlösungen geprüft. Eine Elution ist wie unter 6. und 7. durchführbar.

9. Ein Verfahren, mit weitgehend gereinigten Eluaten Harnsäure 100 %ig aufzuspalten, wird ausgearbeitet. Der Einfluß der Elutionsform auf das Eluat wird geprüft. Die Gewinnung eines zweiten wasserklaren Eluates aus wässerigen Leberextrakten wird beschrieben. Es wird eine Methodik gewonnen, mit den zweiten Eluaten Harnsäure quantitativ aufzuspalten.

0. Die Eigenschaften der gereinigten Urikaselösungen werden untersucht. Das Eluat stellt eine wasserklare Flüssigkeit dar, die Sulfosalicylsäurereaktion nur noch hauchförmig gibt und in einem

Beispiel einen Trockenrückstand an organischer Substanz von 1,8 mg-% besaß. Der Einfluß der Azidität auf die Stabilität des Eluats wird geprüft (bis p_H 1,0). Mit zunehmender Azidität steigt die Stabilität.

Das Ferment ist in den Eluaten durch Aceton fällbar. Ihr Reinheitsgrad wird festgestellt. Das II. Eluat ist gegenüber den Ausgangsextrakten 117fach gereinigt, bezogen auf organische Substanz. Der Reinheitsgrad ist auf Grund der dargelegten Eigenschaften noch vervielfachbar.

11. Eine Darstellung der Harnsäureoxydation durch chemische Oxydationsmittel wird gegeben. Ihr wird der fermentative Abbau gegenübergestellt, der nach den bisherigen Anschauungen zu Allantoin führt.

12. Es wird eine Untersuchung der Spaltprodukte der fermentativen Urikolyse dadurch vorgenommen, daß Harnsäure durch das Ferment zerlegt wird, ohne daß eine weitere sekundäre chemische Behandlung des Systems erfolgt. Hierzu wird eine soweit gereinigte Urikaselösung benutzt, daß ihr Gehalt an organischer Substanz im Verhältnis zu den Spaltprodukten nicht berücksichtigt zu werden braucht; die Harnsäure wird quantitativ aufgespalten, so daß ein Harnsäurerest nicht entfernt zu werden braucht. Die Spaltprodukte der Urikolyse werden in neutralem Milieu durch Vakuumeindampfung gewonnen.

13. Die Produkte der Spaltung werden zunächst qualitativ untersucht. Die Methoden der fraktionierten Kristallisation sind nicht durchführbar, da infolge des Salzgehaltes der Systeme stark aschenhaltige Produkte gewonnen werden. Dagegen gelingt eine Trennung der Spaltprodukte in alkohol- und wasserlösliche. In der Alkoholfraktion werden Harnstoff und Allantoin, in der wasserlöslichen Fraktion Oxalsäure und Harnstoff (der nach Ansäuern mit Mineralsäure frei wird) nachgewiesen. Die Identität der genannten Substanzen wird durch präparative Darstellung bewiesen.

14. Die Ansätze werden nunmehr quantitativ hinsichtlich der isolierten Spaltprodukte aufgearbeitet, um die Anwesenheit weiterer unbekannter Spaltprodukte auszuschließen. Es werden Spaltungen von je 1 g Harnsäure bei $p_H = 7,0$, 8,85 und 10,03 durchgeführt. Die Menge der in den verschiedenen Fraktionen ermittelten Spaltprodukte wird quantitativ bestimmt. In Parallelansätzen wird die Menge der entwickelten Kohlensäure ermittelt. Die Summe der Spaltprodukte berechnet auf C ergibt, bezogen auf die hineingegebene C-Menge, Werte zwischen etwa 102 bis 106 %. Hiermit wird gezeigt, daß wesentliche Mengen anderer Spaltprodukte nicht vorhanden sein können.

Die Menge Harnstoff, Oxalsäure und Allantoin, ausgedrückt als Prozente C, bewegen sich zwischen 81,8 bis 84,8 %. Die Menge Allantoin wächst im Verhältnis zu den anderen Spaltprodukten mit zunehmender

Alkalität der Spaltung. Bei Betrachtung der molaren Verhältnisse ergibt sich, daß ein Teil der Harnsäure in 1 Mol Allantoin und 1 Mol CO_2, ein anderer Teil in 1 Mol Oxalsäure, 1 Mol CO_2 und 2 Mol Harnstoff zerfällt.

15. Die Tatsache, daß ein Teil des Harnstoffs nicht in die alkohollösliche Fraktion ging, beruht auf der Erscheinung, daß Harnstoff eine lockere Harnstoffoxalatverbindung bildet, die nicht alkohollöslich ist; die Gegenwart von NaCl bedingte, daß Harnstoff erst nach Ansäuern mit Mineralsäure oder bei Ausfällung des Cl' die Xanthydrolreaktion gibt.

16. Harnstoff und Oxalsäure sind nicht die Produkte eines weiteren Allantoinabbaues. Allantoin ist durch die angewandte Urikase nicht mehr spaltbar und stellt somit ein echtes Endprodukt dar. Es kann auch nicht Carbonyldiharnstoff als Zwischenprodukt vorgelegen haben, da auch dieser durch Urikase nicht spaltbar ist. Die erhaltenen Spaltprodukte zeigen, daß die Spaltung nicht nach dem Schema der Wasserstoffsuperoxydoxydation (mit Oxalursäure, Carbonyldiharnstoff und Cyanursäure als Endprodukte) verläuft, sondern sie entspricht dem Schema der Oxydation in kohlensaurem (schwach alkalischem) Milieu nach *Biltz* und *Schauder*. Die Produkte der Spaltung erklären sich zwanglos, wenn man mit *Biltz* und *Schauder* die Oxydation als über Oxyacetylendiureincarbonsäure und über Oxyacetylendiurein gehend auffaßt. Das Oxyacetylendiurein kann sowohl hydrolytisch in Allantoin, als auch oxydativ weiter in Oxalsäure und Harnstoff zerfallen. Daß die Hydrolyse zu Allantoin mit zunehmender Alkalität ansteigt, entspricht dem Befunde.

Literatur.

1) *Willstätter* u. *Waldschmidt-Leitz*, Zeitschr. f. phys. Chem. **125**, 132 (150), 1922; **126**, 143, 1922; **142**, 212, 1924; vgl. auch *Rona*, Prakt. d. physiol. Chem. 1, 278, Springer 1931. — 2) *Folin*, J. of biol. Chem. **54**, 153, 1922; *Rona-Kleinmann*, Prakt. d. physiol. Chem. **2**, 187, Springer. — 3) *Rosenthal*, Biochem. Zeitschr. **255**, 200, 1932. — 4) Siehe *Abderhalden*, Handb. d. biol. Arbeitsmethod. Abt. IV, Teil 4, S. 1475, 1927. — 5) *Folin*, *Berglund* u. *Derick*, J. of biol. Chem. **60**, 361, 1924. — 6) *Batelli* u. *Stern*, Biochem. Zeitschr. **19**, 219, 1909. — 7) *Felix*, *Scheel* u. *Schuler*, Zeitschr. f. physiol. Chem. **180**, 90, 1928. — 8) *Kishun Ro*, J. of Biochem. **14**, 361, 1931. — 9) *Grynberg*, Biochem. Zeitschr. **236**, 138, 1931. — 10) *Pfaltz*, J. of the Amer. chem. soc. **45**, Nr. 12, 2580, 1923; *Piaux*, C. r. des séances de la soc. de biol. **178**, 782, 1924. — 11) *C. Oppenheimer*, Die Fermente und ihre Wirkungen **2**, 1732—1735. Thieme. Leipzig 1926. — 12) *Willstätter*, *Kraut* u. *Erbacher*, Ber. d. Deutsch. chem. Ges. **57**, 1088, 1924; vgl. auch *Rona*, Prakt. d. physiol. Chem. **1**, 6, Springer 1931. — 13) *Willstätter* u. *Schneider*, Zeitschr. f. physiol. Chem. **133**, 200, 1924; vgl. *Rona*, Prakt. d. physiol. Chem. **2**, 7, Springer 1931. — 14) *Biltz* u. *Fr. Max*, Ber. **54**, 2454, 1921; *H. Biltz* u. *R. Robl*, Ber. **53**, 1964, 1971, 1920. — 15) *Biltz* u. *H. Schauder*, J. f. prakt. Chem. **106**, 108, 1923. — 16) *Behrend*, Ann. Chem. **333**, 144, 1904; **365**, 21, 1909. — 17) *Ohta*, Biochem. Zeitschr. **54**, 439, 1913. — 18) *Pfaltz*, J. of the Amer. Chem. Soc. **45**,

Nr. 12, 2980—2984, 1923. — 19) *Piaux*, C. r. hebdom. des séances des académ. des sciences **178**, Nr. 9, 782—785, 1924. — 20) *More*, ebenda **178**, Nr. 5, 498—501, 1923; J. de Pharm. et de Chim. **29**, Nr. 12, 529—535, 1924; **30**, Nr. 1, 12—19, 1924; Physiol. Ber. **31**, 807. — 21) *Chrometzka*, Zeitschr. f. physiol. Chem. **162**, 4/6, 219—222, 1927; siehe auch *Scholtz*, Chem. Ber. **34**, 3, 1901; *Schittenhelm* u. *Wiener*, Zeitschr. f. physiol. Chem. **62**, 100, 1909. — 22) *Schittenhelm* u. *Warnat*, ebenda **171**, 174—178, 1927. — 23) *Wieland* u. *F. Macrae*, ZS. f. physiolog. Chem. **203**, 83, 1931. — 24) *Schuler* u. *Reindel*, ebenda **208**, 248, 1932. — 25) *Wiechowski*, Beitr. f. chem. Physiol. u. Pathol. **9**, 295, 1907. — 26) *Steudel* u. *Izumi*, Zeitschr. f. physiol. Chem. **129**, 188—194, 1923. — 27) *Przyłęcki*, Arch. intern. de physiol. **24**, 4, 317—355, 1925, **27**, 2, 159—202, 1926; Hoppe-Seyler **178**, 19—138, 1928. — 28) *Brunig*, *Finecke*, *Peters*, *R. Rabl* u. *K. Viehl*, Hoppe-Seylers Zeitschr. f. physiol. Chem. **174**, 1/2, 94—111, 1928. — 29) *Fosse*, *Brunel* u. *R. de Graeve*, C. r. Acad. Sci. Paris **190**, 79—82, 1930; **189**, 213—215, 1929. — 30) *Grynberg*, Biochem. Zeitschr. **236**, 138, 1931. — 31) *Felix*, Sitzungsber. d. Ges. f. Morph. u. Physiol. Münch. **39**, 35—40, 1930; Klin. Wochenschr. **1**, 292—295, 1930. — 32) *Schuler*, Zeitschr. f. physiol. Chem. **208**, 237, 1932. — 33) *Felix*, *Scheel* u. *Schuler*, ebenda **180**, 90, 1928.

Lebenslauf.

Am 6. August 1905 wurde ich, *Heinz Bork*, als Sohn des Regierungssekretärs *Friedrich Bork* † zu Berlin-Steglitz geboren. Ich wurde in der evangelischen Konfession erzogen.

Im Jahre 1924 erlangte ich das Reifezeugnis am humanistischen Gymnasium zu Berlin-Steglitz. Vom Wintersemester 1924/25 an studierte ich an der Friedrich Wilhelms-Universität zu Berlin Chemie, wo ich auch die Verbandsprüfungen ablegte.

Am 3. November 1930 begann ich in der Chemischen Abteilung des Pathologischen Institutes der Universität die vorliegende Dissertation „Untersuchungen über Urikolyse". Die Arbeit wurde ausgeführt unter der Oberleitung des Vorstehers der Abteilung, des Herrn Professor Dr. *Rona*, und unter der direkten Leitung des Herrn Privatdozenten Dr. phil. et med. *H. Kleinmann*.

An dieser Stelle spreche ich beiden Herren für freundliche Unterstützung und Förderung meiner Arbeit meinen verbindlichsten Dank aus.